歯科医院経営
実践マニュアル

金持ち歯科医になる！
利益を出す経営の極意

デンタルクリニック会計事務所

山下 剛史 著

クインテッセンス出版株式会社　2007

Tokyo, Berlin,Chicago, London, Paris, Barcelona, Istanbul, Milano, São Paulo, Moscow, Prague, Warsaw, New Delhi, Beijing and Bukarest

はじめに

　「この本は、金持ち歯科医になるための戦略の教科書である」
　現在、開業した多くの歯科医院の先生が「お金」のことで悩んでいます。
- **利益は出ているのになぜかお金が残ってこない！**
- **お金はないのに、なぜかたくさん税金を払わなければならない！**
- **いくら売上を上げればお金が残ってくるのかわからない！**
- **適正な歯科医院の人件費がどれくらいなのかわからない！**

　そして、お金のことでわからないことがあれば、歯科医院の先生は、基本的に顧問の税理士さんに相談します。「お金のことは、すべて顧問の税理士さんに任せている」という先生も多いはずです。しかし、**実はそこに大きな落とし穴があるのです。**

　実は、税理士さんは、税金のスペシャリストであり、経営のスペシャリストではありません。さらに、顧問先の業種がバラバラであるため、歯科医院の利益構造や儲けの仕組みについて必ずしも精通しているとはいえないのです。

　もし信じられないのであれば、顧問の税理士さんに「一般的な歯科医院の変動費率はどうなっていますか？」と尋ねてみるとよいでしょう。ほとんどの場合、あいまいな答えが返ってくると思います（もちろん、歯科医院の経営に非常に精通している税理士さんもいらっしゃいます）。

　頼りにしている税理士さんが教えてくれなければ、どうやって

歯科医院の利益構造やお金の流れを知ればよいのでしょうか？

本書は、そんな先生のために「**歯科医院にお金を残す儲けのカラクリ**」を知ってもらいたいという熱い思いを込めて書き上げました。

私は現在、歯科医院に特化した税理士事務所を経営しています。歯科医院に特化したことで、歯科医院の数字や成功の秘訣をたくさん見ることができました。これは私たちの事務所にとって非常に大きな財産となっています。

私たちの事務所の特長は「**脱**」**税務会計**です。税金を計算するための会計ではなく、実際に経営に役立つ会計をクライアントに提供することを使命としています。

たとえば、多くの税理士事務所では、過去との2期比較のグラフなどを作成しているようですが、私の事務所では、そのようなものは一切作成していません。なぜなら、これからの歯科医院にとって、重要なのは「**過去に目を向けた経営**ではなく、**未来に目を向けた経営**」だからです。そのため、私の事務所では目標の管理を徹底しています。その目標も、過去の数字を用いたものではなく、医院が本当になりたい姿から論理的に数字を導き出すことが重要となってきます。

しかし、なぜか多くの先生は、決算書を読んだり、医院の数字を把握したり、いわゆる「会計」と呼ばれるものが超苦手です。

多くの先生が「数字嫌い」な理由は「**だって会計ってむずかしいじゃん！**」と思っていることです。「数字」については、大学でも習いませんし、開業してから勉強することもほとんどありません。そのため、決算書などはどうしても「得体の知れないやや

こしそうなもの」に見えてしまうのです。

　結論から申し上げます。**会計はバリバリむずかしい**。だからこそ、私たちのような税理士という仕事が成り立っているのです。

　しかし、勘違いしないでいただきたいのですが、院長は何も会計のすべてをマスターする必要はないのです。院長は歯科医院経営で必要な部分だけをマスターすればよいのです。

　歯科医院を経営していく上でもっとも重要な会計は、**キャッシュフロー**です。キャッシュフローとは「お金（キャッシュ）」の「流れ（フロー）」のことです。キャッシュフローが理解できれば、歯科医院にお金を残す原理原則がわかるようになります。本書では主に「ストラック図」と呼ばれるツールを使い、数字が苦手な院長でも簡単にわかるように、キャッシュフローをご説明していきます。

　ストラック図を理解できれば、医院のお金の流れがわかるだけでなく、論理的な目標売上を計算したり、損益分岐点を求めたりすることもできます。このストラック図の使い方さえマスターすれば、医院のキャッシュフローは8割方理解できます。

　また、「ストラック図のことは知っているけれども、どうやって作ったらいいのかわからない」という先生のために、実際に損益計算書のどの数字をもってくれば作れるのかまで解説しました。これにより、実際に毎月の医院のストラック図を作成し、お金の流れを把握することができます。

　一般のキャッシュフローの本には、非常に細かいことまで載っていますが、そんなことはあまり重要ではありません。「80対20の法則」というものがありますが、キャッシュフローにおいては、

20％の重要なポイントさえ理解できれば、お金の流れは80％理解できたも同然なのです。本書では、その重要な20％を先生に理解していただきたいのです。

本書に書かれている、その「重要な20％」を理解できれば、先生はきっと「**金持ち歯科医**」になれるはずです。実際に、2007年現在、私たちの事務所では、9割以上のクライアントが毎年増収を達成しています。

「金持ち歯科医」は、儲けたお金をどんどん医院に投資をしていきます。チェアやスタッフ、広告などにどんどんお金を突っ込み、それによってさらに患者さんが増えていきます。そして、儲かったお金をさらに医院に再投資します。すると、またまた患者さんが増え、お金がどんどん残っていきます。

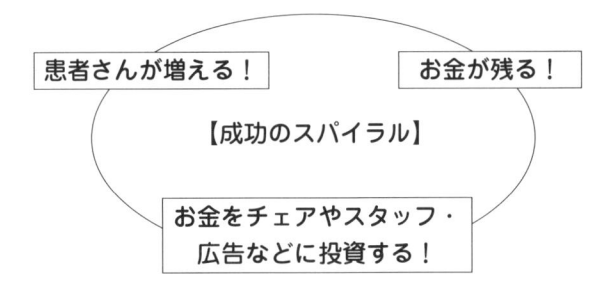

【成功のスパイラル】
- 患者さんが増える！
- お金が残る！
- お金をチェアやスタッフ・広告などに投資する！

これを私は「**成功のスパイラル**」と呼んでいます。

お金は、お金のあるところに集まってくるというのは、実はこのような理由からなのです。

ただし、注意が必要なのは、計画をせずに過剰な投資をしてはいけないということです。人件費はどれぐらいが適正なのか、どれくらいの経費であればお金が残ってくるのか、リースと購入どちらにするべきなのか、税金はどうなるのかなど、いろいろと

知っておかなければならないことがたくさんあります。

　本書では、そうしたポイントを余すことなく書き上げました。会計の本、お金に関する本はたくさん世に出回っていますが、専門家の私が読んでも30分で眠たくなってしまうものは少なくありません。数字の専門家にしてしかり、ましてや歯科医院の院長が読んで「おもしろい」と思うはずがありません。

　顧問の税理士さんから、毎月もらう貸借対照表・損益計算書もまったく意味不明。貸借対照表・損益計算書の読み方すら教わったことがないので、読めないのも当然の話でしょう。

　そこで、数字が超苦手な先生でもわかるように、専門用語はできるだけ避け、実践形式で実際に本書に数字を書き込んでいくことにより、理解を深めていけるように仕上げました。

　本書を読み終わった頃には、「**な〜んだ、歯科医院にお金を残すってこういうことなのか！**」と思っていただけるはずです。

　歯科医院にもっとお金を残すために、ぜひ本書を使って「ファイナンシャル・インテリジェンス」（お金に対する知識）を身につけてください。お金に対する理解を深めることで、医院経営をますます発展させていただければ、お金の専門家である私にとって、これほど喜ばしいことはありません。

　金持ち歯科医になるための一番の近道。
　それは「お金が残る儲けのカラクリ」を知ることです。

　2007年2月吉日

デンタルクリニック会計事務所
山下　剛史

● もくじ

序　章　歯科医院を強くする　キャッシュフロー経営　13

1　キャッシュフロー経営って？／14
2　なぜキャッシュフロー経営が重要か？／16
3　毎月の数字は通信簿で確認する／18
4　貸借対照表・損益計算書は
　　なぜ役に立たないのか？／21

第1章　図解：歯科医院の儲けの　カラクリ　23

1　お金の流れが一目でわかる
　　　　　　　ストラック図って？／24
　（1）ストラック図作成第1ステップ／26
　（2）ストラック図作成第2ステップ／29
　　①人件費は2種類に分けろ！／30
　　②人件費以外の固定費とは？／32
2　誰も教えてくれなかった損益計算書の常識／33
3　損益計算書ってこういうことだったのか！／35

4 損益計算書がスラスラ読める！／38
5 実践：ストラック図を使った現状分析／40
　★ステップ１：売上高・変動費・粗利をストラック図に入れる／40
　★ステップ２：人件費・その他固定費・利益をストラック図に入れる／44
6 図解：利益を上げる４つのカラクリ／47

第2章 ストラック図を使った医院の未来計画の立て方　53

1 いくらの売上で利益が出るのか？／54
2 ストラック図で損益分岐点を計算する／57
3 損益分岐点を達成するための患者数は？／60
4 スタッフの適正人件費を計算する方法は？／62
5 利益を減らさずにスタッフを増やす方法は？／65

第3章 歯科医院にお金が残らない本当の理由　69

1 儲かっているのになぜ医院にお金が残らないのか？／70
2 借入の返済はなぜ経費にならないのか？／73
3 リースと購入はどちらが有利？／76

　　　　　（1）リースと購入の違いは？／76
　　　　　（2）リース会社の儲けのカラクリ／76
　　　　　（3）使わなくなった資産を経費にする方法／78
　4　赤字なのにお金が残る3つのカラクリ／79
　5　利益とキャッシュがなぜ合わないのか？／81
　6　貸借対照表の読み方／85
　7　図解：利益とキャッシュの関係／87
　8　これだけは押さえよう！　仕訳の基本／90
　　　　　（1）仕訳ってどういうことなの？／90
　　　　　（2）医院の1日のお金の流れを仕訳すると……／94
　　　　　（3）仕訳がわかるとキャッシュフローもわかってくる／97
　9　売上は高いのにお金が残らない
　　　　　　　医院が陥る6つの罠／99

第4章 医院にお金を残すキャッシュフロー経営のノウハウ　105

　1　簡易キャッシュフロー計算書のつくり方／106
　2　キャッシュフローストラック図で
　　　　　　自由に使えるお金がわかる／109
　3　試算表からキャッシュフロー
　　　　　ストラック図を作成してみよう！／111

4 院長のモチベーションを上げる
　　論理的な目標利益の設定方法／116
　（1）「何となく」で目標を設定していないか？／116
　★ステップ1：投資計画表を作成して予算を立てる／117
　★ステップ2：目標簡易キャッシュフロー計算書を作成する／118
　★ステップ3：モチベーションを上げる論理的な売上目標を設定する／122
　★ステップ4：目標キャッシュフロートラック図を作成する／123
　（2）目標キャッシュフロートラック図を作成する3つのポイント／124

5 目標売上を達成するための
　　　　　　　1日の来院患者数は？／126

第5章 歯科医院のための資金調達方法　129

1　代表的な資金調達方法には
　　　　　　　どんなものがあるか？／130
2　固定金利と変動金利はどっちが有利？／132
3　返済方法の違いで支払利息が変わる！／133
4　国民生活金融公庫をうまく活用する／136

第6章 知らないと損する超節税法　139

1. ベンツを買っても節税効果はほとんどない！／140
2. 節税するためには利益を減らせ！／142
   - (1) お金を減らさず利益を減らす方法はあるの？／142
   - (2) 売上を合法的に減らすノウハウ／142
   - (3) 必要な経費は前払しておく／143
3. お金を使わず経費を増やす節税ノウハウ／144
   - (1) 「買掛金」「締め後給与」を計上する／144
   - (2) 貸倒引当金を引き当てる／146
4. 所得控除を使った節税法／150
5. 措置法を使った節税法／155
6. 歯科医院の消費税対策／159
   - (1) 消費税を払わないといけない人は？／159
   - (2) 仕入税額控除とは？／163
   - (3) 簡易課税制度とは？／166
7. 所得を分散して節税する／168
   - (1) 超過累進課税への対策／168
   - (2) 個人分の人件費はいくらが適正か？／170

《実践インタビュー》 歯科医院の成功事例インタビュー／172

イラスト：伊藤　典

序章

歯科医院を強くする
キャッシュフロー経営

1 キャッシュフロー経営って?

　キャッシュフローについて説明する前に、先生に次のような質問を3点用意しましたので、お答えください。

Q1　先生の医院では毎月、どれくらいの売上がありますか?
Q2　それでは、毎月どれくらいの利益がありますか?
Q3　毎月「自由に使えるお金」はいくらありますか?

　さて、先生はいくつ答えられたでしょうか?
　すべてに答えられたという先生は非常に優秀ですが、実はこの3つの質問すべてに答えられる先生はほとんどいらっしゃいません。その主な理由は、毎月の数字をしっかりと把握できていないからです。
　はっきりといいます。これらがわからなければ、歯科医院の経営は成り立ちません。とくに、勘違いされている先生が多いのは「利益」=「自由に使えるお金」という勘違いです。
　これは非常に大切なことです。
　「利益」=「自由に使えるお金」ではありません。
　私は「利益」よりも、この「自由に使えるお金」(専門用語では「フリーキャッシュフロー」といいます)を重視しています。この「自由に使えるお金」を重視した経営が「キャッシュフロー経営」と呼ばれるものです。

序　章　歯科医院を強くするキャッシュフロー経営

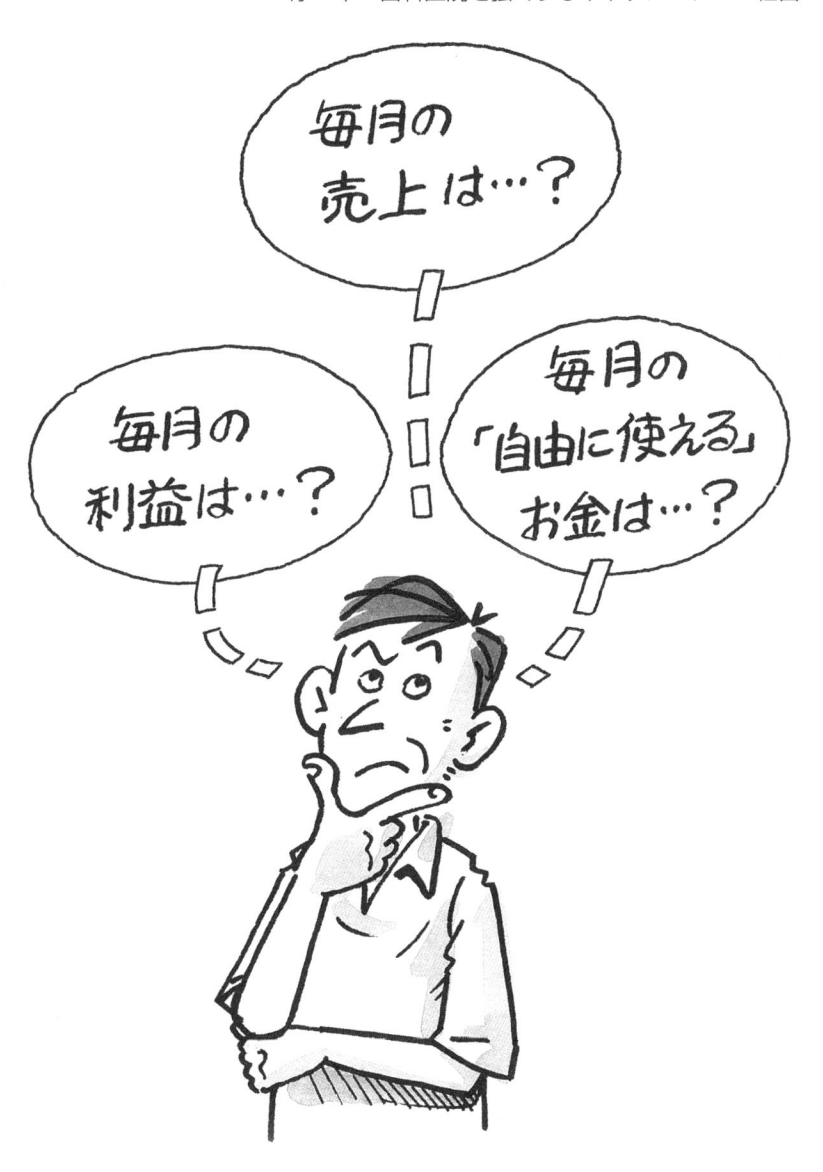

毎月の売上は…？

毎月の利益は…？

毎月の「自由に使える」お金は…？

ウーン！　どうなっているのだろう？

2　なぜキャッシュフロー経営が重要か？

　それでは、なぜキャッシュフロー経営が重要なのでしょうか？その理由は主に2点あります。

　1点目は、資金繰りがうまくいくためです。
　"勘定合って銭足らず"という言葉にも反映されているように、利益が出ているのに倒産する企業、いわゆる「黒字倒産」企業が増えてきたこともその背景にあります。
　本来、利益が出ているのであれば、倒産することはないように思うのが普通です。それが普通でないから倒産するのです。たとえば、掛け売上などでは、実際にまだお金を受け取っていなくても、会計上は商品を譲り渡した時点で売上として収入に計上されてしまいます（これを会計用語では「発生主義の原則」と呼びます。むずかしいので言葉は覚えなくてOKです）。
　そこで、お金はないのに利益が出るというへんてこりんな現象が起こってしまいます。
　それ以外にもいくつかの要因があって、利益が出ているのにお金がないという事態を引き起こしてしまいます。そこで、利益ベースではなく、現金ベースで経営を見ていくことが重要となってきたのです。

　2点目は、キャッシュフロー経営がわかればモチベーションが

序　章　歯科医院を強くするキャッシュフロー経営

上がるためです。
　実はこれが非常に重要なのです。
　どういうことかといいますと、**キャッシュフロー経営を理解すると「夢」がふくらむのです**。私たちが定義しているこの「自由に使えるお金」は、生活費なども考慮しているので、本当に自由に使えるお金です。
　ロレックスの腕時計を買っても、ベンツを買っても、旅行に行っても、美味しい料理を食べに行っても、または貯金してもいいお金です。この「自由に使えるお金」がはっきりわかると、院長の夢がふくらみます。
　「今月は自由に使えるお金が200万円も出たぞ。先月に貯金した100万円と合わせると300万円だ。よし、来月は自由に使えるお金を300万円稼いでベンツでも買うか！」
　お金があれば、このような計算もできます。経営にも自然と力が入ります。自由なお金がたくさん手に入る姿を想像できることは、院長のモチベーションを格段に引き上げます。
　逆に、働いても働いても、なぜか通帳にお金が貯まらないとしたら「果たして、このままで大丈夫なのだろうか……？」と、非常に不安になってしまいます。
　開業して間もない時期などは、常にこの不安がつきまとうはずです。しかし、キャッシュフロー経営を理解すれば、このような不安からも開放されるのです。

3　毎月の数字は通信簿で確認する

　それでは、先ほどの質問の3つの数字、「売上」「利益」「自由に使えるお金」はどこを見ればわかるのでしょうか？

　まず、売上と利益ですが、この数字は決算書を見れば把握できます。

　決算書は、税金を納めるための申告書とセットになって作成されます。個人の場合には翌年の3月15日頃、法人の場合には決算期末から2ヵ月後くらいに入手することができます。

　決算書とは、医院の通信簿のようなものです。

　決算書は、**貸借対照表**（「**B/S（ビーエス）**」ともいいます）と**損益計算書**（「**P/L（ピーエル）**」ともいいます）の2つで成り立っています。

　12月決算（もしくは個人）の場合なら、貸借対照表は12月末現在で、どれだけ財産と借金が残っているかを表しています。また、損益計算書は1月から12月までの1年間でどれだけの収入と経費があって、どれだけ儲かったかを表しています。**これらは通常1年間が終わった時点で作成します。**

　しかし、1年が終わるまで成績がわからないと、儲かっているのか儲かっていないのか、毎日が不安になってしまいます。そのため、ほとんどの歯科医院では毎月、会計事務所から貸借対照表と損益計算書を作成してもらっているでしょう。

　このような毎月の貸借対照表・損益計算書のことを「**試算表**」

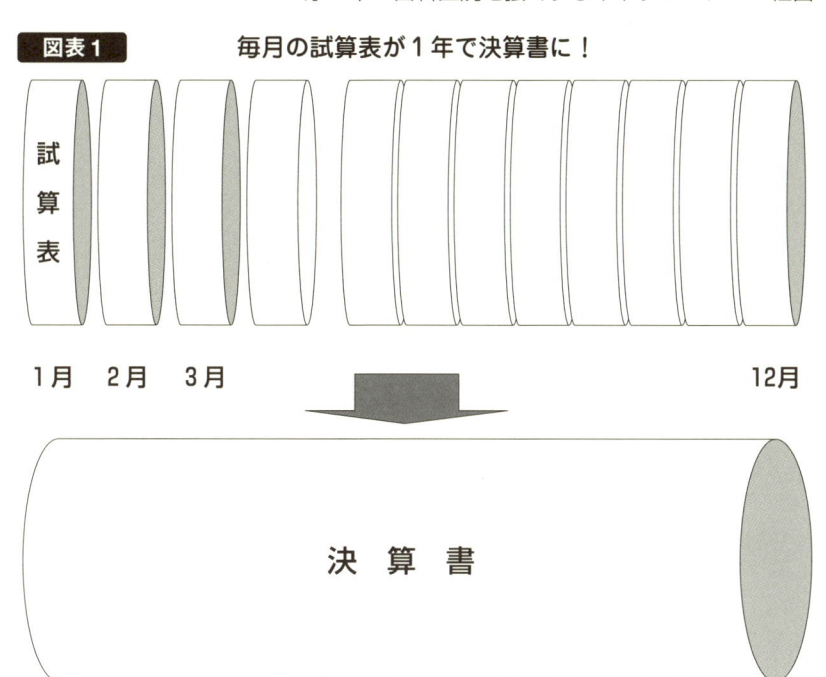

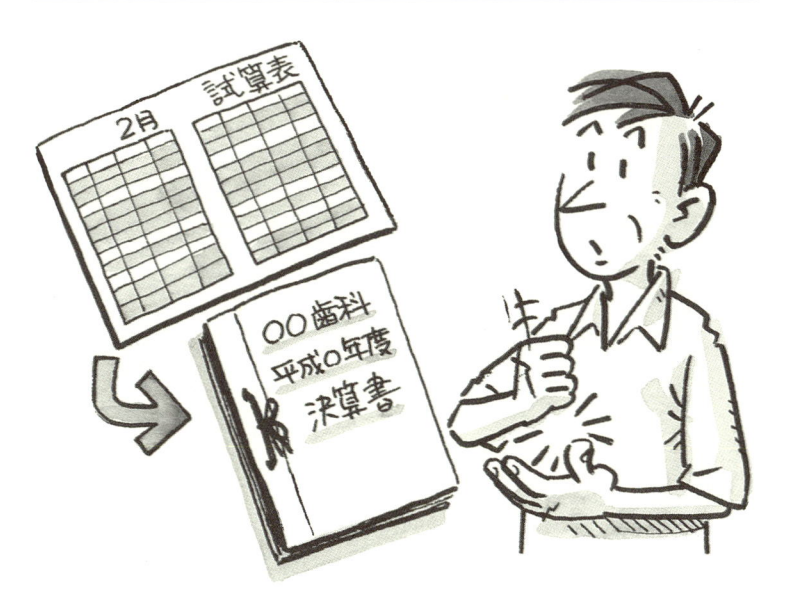

序　章　歯科医院を強くするキャッシュフロー経営

図表1　毎月の試算表が1年で決算書に！

試算表

1月　2月　3月　　　　　　　　　　　　　　　　　12月

決　算　書

と呼びます。基本的に**毎月の試算表は、決算書を1／12**したものと思っていただければ結構です。つまり、この試算表は毎月の通信簿といえます。そして、この試算表の積み重ねが決算書になります。

このように決算書や試算表を見れば、売上や利益は把握できます。しかし、ここが非常にやっかいなのですが、院長にとって一番大事な「自由に使えるお金」は、何とこれらの資料からは把握できないのです。

上場企業ならば、これらの書類以外に「キャッシュフロー計算書」という「自由に使えるお金」を表した書類の提出が義務づけられていますが、歯科医院でキャッシュフロー計算書を備え付けているところはまずありません。

それでは、「自由に使えるお金」はどうすれば把握できるのでしょうか？

自由に使えるお金を把握するためには、毎期の利益を反映している損益計算書を少しだけ加工して、**「歯科医院版簡易キャッシュフロー計算書」**をつくることが必要となってきます。

この作り方については、第4章で詳しく触れていきますが、このようなものを作成しないかぎり、医院の自由に使えるお金はどこにも載ってこないのです。

4 貸借対照表・損益計算書はなぜ役に立たないのか？

　自由に使えるお金以外で、歯科医院経営に欠かせない数字（売上や利益など）は、試算表（とくに「損益計算書」）に表されます。しかし、この毎月の試算表を活用できていない先生が非常に多いのが現実です。

　大げさな言い方ですが、飛行機に例えると、飛び立って水平飛行に入っている医院は計器である試算表がなくても、ある程度は大丈夫ですが、水平飛行に入るまでは計器がないと失速して墜落してしまいます。それなのに多くの院長はなぜ、毎月の試算表を見ないのでしょうか。その理由は大きく分けると3つあります。

①数字の羅列で非常に見にくいので見る気が起こらないため
②数字を見ても利益が増えるわけではないと考えているため
③毎月の売上はレセプトなどである程度理解しているので、とくに試算表を見なくても、何となく儲かったのか儲からなかったのかを肌で感じているため

このいずれかではないでしょうか。

　貸借対照表・損益計算書には、何やら難しい言葉や数字がたくさん並んでいて、見ただけでもめまいがしてしまいそうです。

　それもそのはず、**これらの書類は、最終的に税金を計算するためのものであり、けっして経営者の役に立つようにはできていない**のです。そこで、どのようにすれば歯科医院のお金の流れを簡単に理解できるのか、その方法をご紹介していくことにします。

第1章

図解：歯科医院の儲けのカラクリ

1 お金の流れが一目でわかるストラック図って？

「歯科医院のお金の流れを理解したい」──そう考えている先生はたくさんいます。しかし、「会計事務所から渡された試算表では、どうもよくわからない……」と、思っている先生がほとんどです。そこで、歯科医院のお金の流れがパッと見てわかる図表をご紹介しましょう〔図表2〕。

これは、ストラック図と呼ばれるもので、医院の利益を計算する「損益計算書」をビジュアル化したものです。このストラック図については、ビジョナリーパートナー和仁達也氏の著書『キャッシュフロー経営って？』（デンタルダイヤモンド社）を参考に、私が税理士の立場から重要と感じていることを加えながら解説していきます。

同書では、非常にわかりやすく医院のお金の流れが説明されておりますので、詳しく知りたい先生は参考にしてください。

歯科医院では、このストラック図の仕組みさえわかってしまえば、お金の流れを簡単に把握することができます。

この図を算式で表すと、

売上高－変動費（売上高の◯◯％）＝粗利

粗利－固定費（人件費＋その他の固定費）＝利益

となります。このストラック図と、それを説明したこの算式は本当に重要です。できれば暗記していただきたいところです。それでは、順を追ってご説明しましょう。

第1章　図解：歯科医院の儲けのカラクリ

図表2　　　　　　　　　ストラック図の基本型

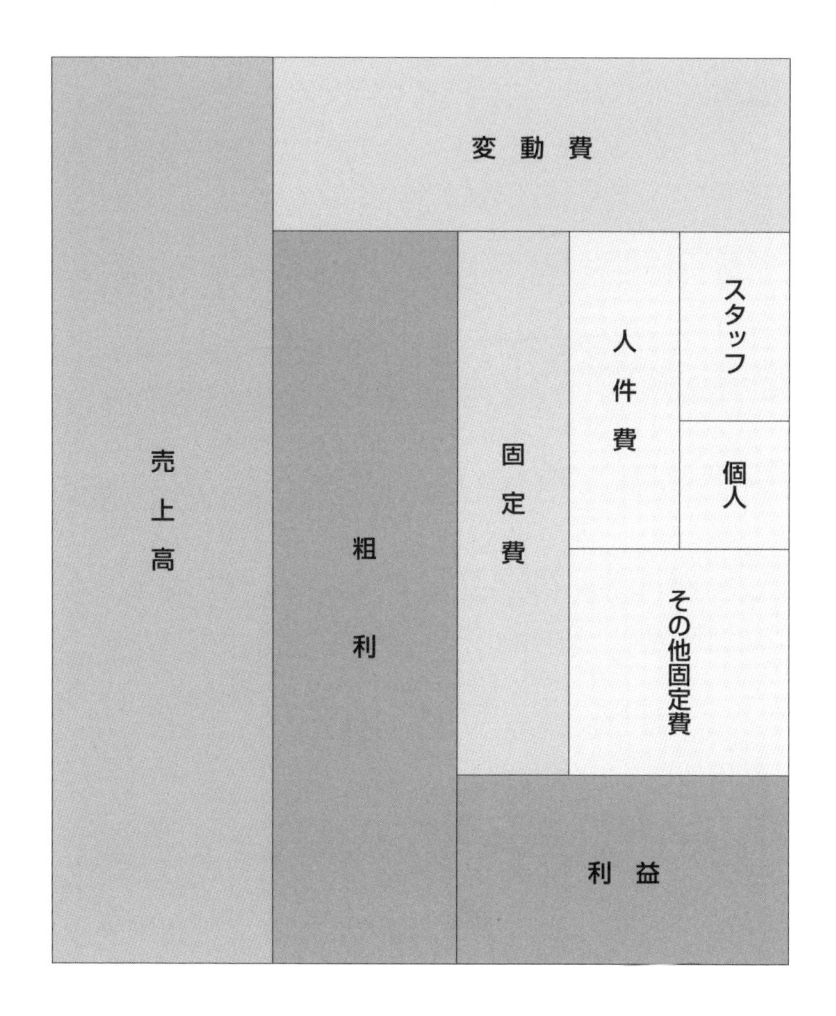

売上高	変動費			
	粗利	固定費	人件費	スタッフ
				個人
			その他固定費	
		利益		

〔参考文献〕　西順一郎編著『戦略会計STRAC Ⅱ』、和仁達也著『ドクターをお金の悩みから解放するキャッシュフロー経営って？』より加筆引用。

(1) ストラック図作成第1ステップ

売上高－変動費（売上高の○○％）＝粗利

図表3　　　　ストラック図作成第1ステップ

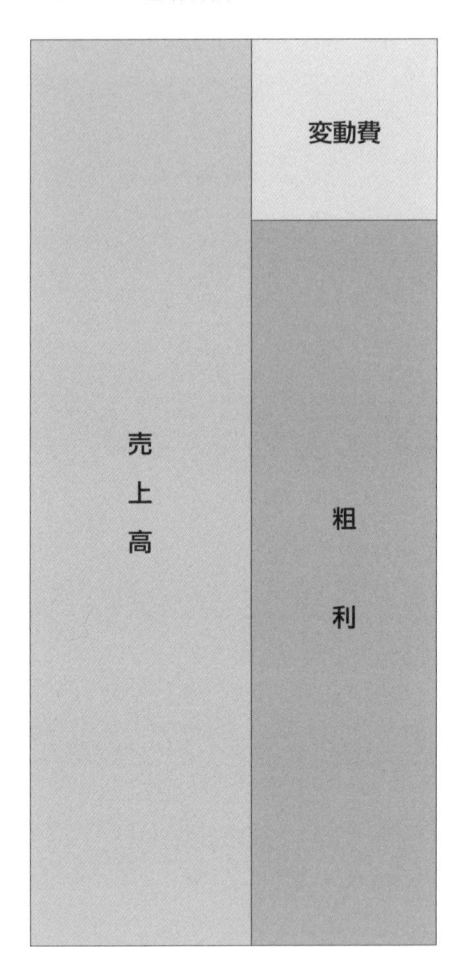

売上高	変動費
	粗利

　まず、図表の一番左に売上高がきます。この**売上高**は保険売上・自費売上、そして歯ブラシ等の雑収入で構成されています。

第1章 図解：歯科医院の儲けのカラクリ

図表4　ストラック図を変動費率と粗利率で見る

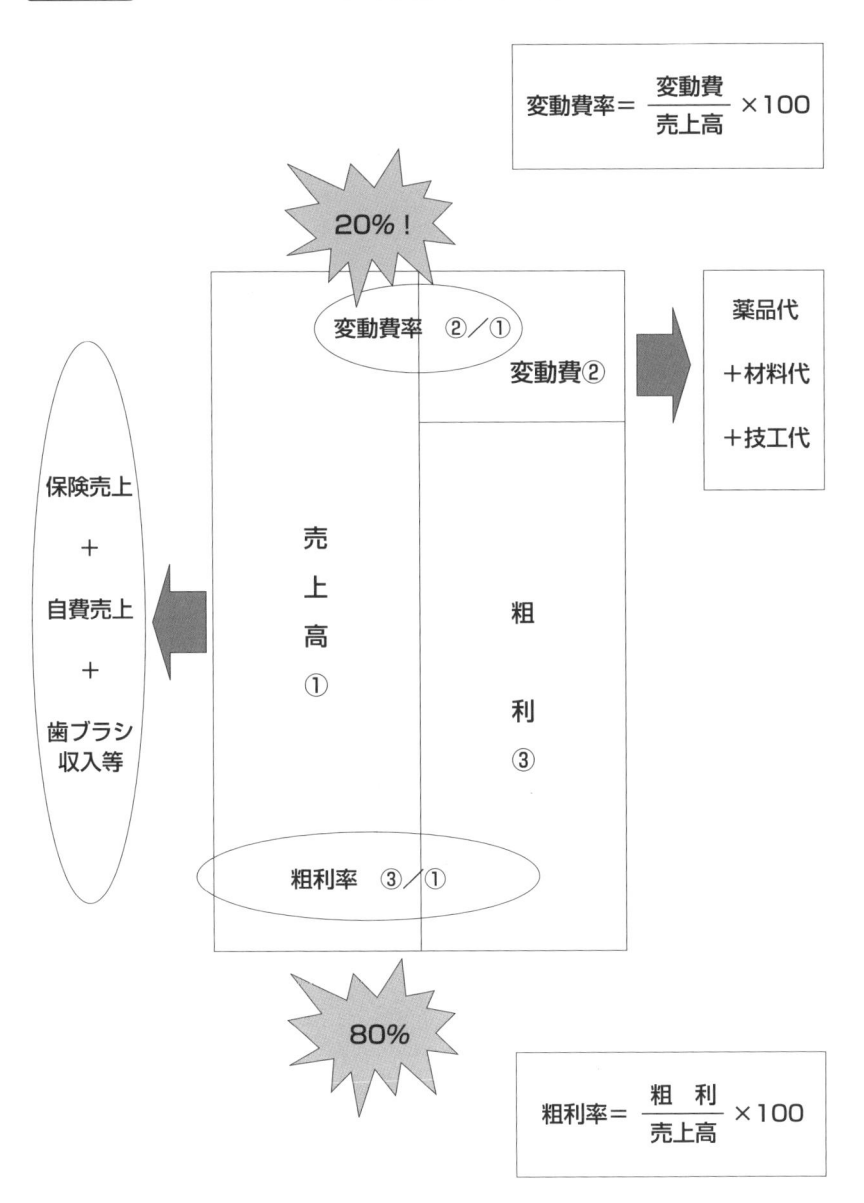

$$変動費率 = \frac{変動費}{売上高} \times 100$$

20%！

変動費率 ②／①

変動費②

→ 薬品代 ＋材料代 ＋技工代

保険売上 ＋ 自費売上 ＋ 歯ブラシ収入等

売上高①

粗利③

粗利率 ③／①

80%

$$粗利率 = \frac{粗利}{売上高} \times 100$$

次に、**その売上高に比例して発生する経費があります。これが変動費**と呼ばれるものです。

　具体的にはどのようなものがあるでしょうか。そうです。パラなどの「材料代」、技工代などの「外注費」、歯ブラシなどグッズの「仕入」などです。

　これらは、売上が増えればそれに応じて増えますので、売上高の〇〇％として計算します。

　この〇〇の部分の比率を「**変動費率**」と呼びます。つまり、売上高に占める変動費の割合ですね。私の経験上、歯科医院の変動費率は20％前後になることが多いと思われます。

　もちろん、**この数字は低ければ低いほどベター**です。

　最後に、売上高からこの変動費を差し引いたものが**粗利**（もしくは「売上総利益」）と呼ばれます。結局、いくら売上を上げても、変動費がそれに比例して出ていってしまいますので、実際、売上高と同じ金額は医院に残ってこないのです。

　売上高に占めるこの粗利の割合を「**粗利率**」と呼びます。この粗利率と変動費率をプラスすると100％になります。図からもわかるように、売上高＝変動費＋粗利ということもいえます。26ページ（1）の式を展開すれば同じ式になりますよね。

　変動費率や粗利率は、毎月ほぼ同じ数字になりますので、試算表で毎月チェックしていきましょう。

第1章　図解：歯科医院の儲けのカラクリ

(2)　ストラック図作成第2ステップ
粗利－固定費（人件費＋その他の固定費）＝利益

図表5　　ストラック図作成第2ステップ

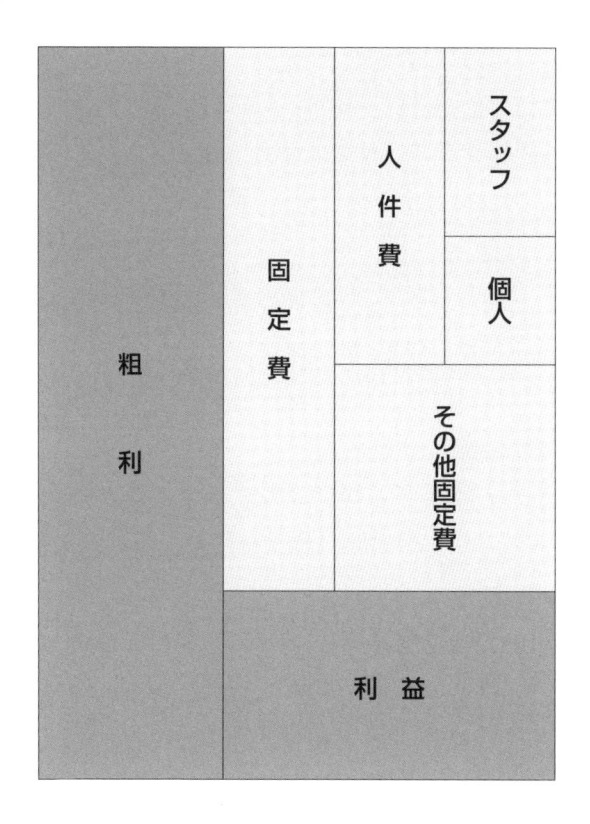

粗利	固定費	人件費	スタッフ
		^	個人
		その他固定費	
		利益	

粗利から**固定費**を引けば利益が出てきます。

固定費とは、売上が上がっても下がっても、ほぼ一律で発生する経費のことです。これには、どのようなものが考えられるでしょうか？

　一番大きい固定費は人件費でしょう。完全成果主義をとってい

る医院は別として、「今月は少し売上が減ってきたから、今月の給料は半分ね」と、スタッフにいえません。また、「売上が少なくなってきたから、辞めてくれない？」などということも、なかなかいえないでしょう。

　ですから、人件費は固定費となります。しかし、完全に固定費かといわれると、本当はそうでもないのです。たとえば、賞与などは、医院の業績をもとに支払われていることが多いと思います。これらは売上に比例しているので「変動費」ともいえるかもしれません。

　しかし、ここでは便宜上、毎年の賞与も売上に関わらずほぼ一律であると仮定して、人件費は固定費として、話をすすめていきます。

①人件費は２種類に分けろ！

　さらに、この人件費は「スタッフ部分」と、先生や配偶者の役員報酬、専従者給与といった「個人部分」に分けて考えます。

　個人の歯科医院の場合、院長に給料を支払っても、それは経費にはなりません。個人事業の場合、医院のお金は個人のお金と同じということになっていますので、自分の財布から自分に給料を支払うというのはおかしいのです。そのため、個人の医院では、先生自身にお給料を支払うことはできません。

　そのかわり、医院のお金は個人のお金と同じですので、医院がたくさん儒かれば、そこからいくらプライベートなお金を使ってもいいのです。

　ただし、事業用のお通帳からプライベートなお金を使うと、医院の利益が少なくなってお通帳にお金が残っていないのか、それ

ともプライベートな支出が多すぎてお金が残っていないのかがわからなくなり、どんぶり経営になってしまいます。

そうならないよう、事業用のお通帳と個人的なお通帳は分けて、必要な生活費として、事業用のお通帳から毎月一定額を引き出すことをおすすめします（この生活費も、もちろん経費になりませんので、人件費には含めないでください）。

ところが、個人事業の場合、先生自身にお給料を支払うことはできないのですが、配偶者に対しては、税務署に届出を行うなど一定の要件を満たすことで、お給料を支払うことができます。このお給料のことを「**専従者給与**」といいます。これは、経費に入れることができますので、人件費となります。

しかし、配偶者に対して支払ったお給料は、実態は先ほどの生活費とほとんど変わりありませんので、これは人件費の内の「個人部分」に入れておきます。

一方、医療法人であれば、院長や配偶者に対してお給料を支払うことができます。なぜなら、法律上、院長が経営している医療法人と、院長や配偶者といった個人はまったくの別物と考えられるからです。

医療法人から、院長や配偶者に支払われるこのお給料のことを「**役員報酬**」といいます（法人税法改正により、役員報酬や役員賞与は「役員給与」と呼ばれることになりましたが、本書では毎月一定で支払われる役員給与を、従前どおり「役員報酬」と記載しています）。

通常、毎月一定で支払われる役員報酬は医療法人の経費になりますが、実態は個人の生活費となりますので、これも人件費の内の「個人部分」に入れておきます。

ただし、配偶者に支払う専従者給与や役員報酬については、配偶者がドクターとして一緒に働いていたり、歯科衛生士としての仕事をしている場合には、配偶者が医院で働いてくれているおかげで、スタッフの人件費を1人分削減することができているという状況になりますので、これは「スタッフ部分」に入れておいてもよいでしょう。

②人件費以外の固定費とは？

人件費以外では、テナントの家賃やリース料なども、毎月一律で発生する経費で「固定費」です。その他、水道代・電気代・電話代・備品代・広告代・利息の支払・手数料など、数えればきりがありません。そのため、変動費以外の経費はすべて固定費と考えるのがよいでしょう。

そして、粗利からこの「人件費」と「人件費以外の固定費」を差し引いたものが利益となります。

このように、損益計算書をビジュアル化してしまえば、歯科医院の利益構造が非常にわかりやすくなります。

それでは、実際にストラック図を作成していくことにしますが、このストラック図の数字は、すべて損益計算書から持ってこなければなりません。

そのため、損益計算書とはどのようなものなのか、そしてストラック図を作成する場合に、どこの金額を見ればよいのかを、先にご説明しておきます。

2　誰も教えてくれなかった損益計算書の常識

　非常に基本的なことですが、損益計算書はなぜ作成しなければならないのでしょうか？　その理由は主に2点あります。

　第一は「**税金を納めるため**」です。個人の場合、歯科医業から発生する利益は「**事業所得**」と呼ばれ、所得税が課税されます。法人の場合には、利益に対して法人税が課税されます。この他、損益計算書をもとに消費税も計算しなければなりません。

　第二は「**業績を把握するため**」です。繰り返しになりますが、貸借対照表・損益計算書は医院の成績表のようなものです。

　貸借対照表では、期末時点でいったいいくらの資産と負債があるのか、そして利益はいくらなのかを表します。損益計算書は、期中でどれだけの収益と費用があったのか、そして利益はいくらなのかを表します。つまり、貸借対照表は期末時点での「**ストック**」を、損益計算書は期中の「**フロー**」を表すわけです。

　最終的な貸借対照表については、12月決算法人や個人の場合には、12月末日時点での資産と負債が、損益計算書には12ヵ月間の収益と費用が載っています。**毎月の貸借対照表には、それぞれの月末時点の資産と負債が、損益計算書には月末までの収益と費用が載ることになります。**

　たとえば、6月の貸借対照表には6月30日時点での資産と負債が、損益計算書には6月30日までの収益と費用が載ってくることとなります。図解すると次のようになります〔図表6〕。

図表6 貸借対照表は点で、損益計算書は線で見る

6月末の資産・負債
〈※**貸借対照表は点で見る**〉

貸借対照表

損益計算書
1～6月の収益・費用
〈※**損益計算書は線で見る**〉

金太郎飴を思い出して
みてください！

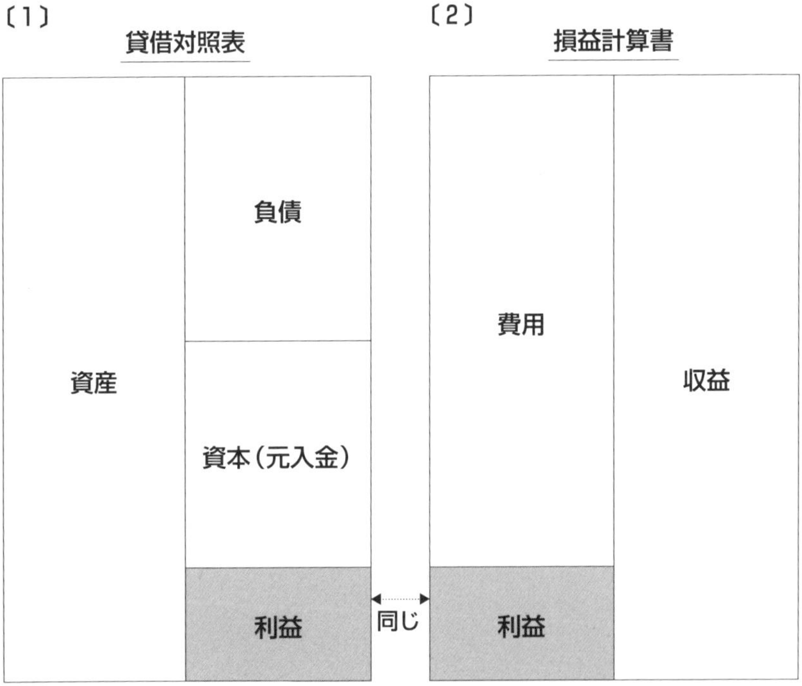

〔1〕 貸借対照表

資産	負債
	資本（元入金）
	利益

〔2〕 損益計算書

| 費用 | 収益 |
| 利益 | |

同じ

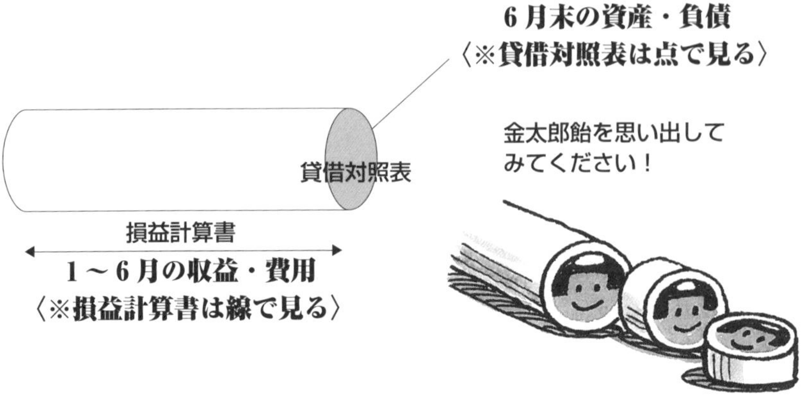

3 損益計算書ってこういうことだったのか！

　では、損益計算書の読み方をご説明いたします。次ページ〔図表7〕をご覧ください。損益計算書は「収益の部」と「費用の部」に分かれます。

　収益の部とは、簡単にいえば「売上」のことで、費用の部とは「経費」のことです。そして、収益の部の合計から費用の部の合計をマイナスした金額が利益になるのです。

　〔図表7〕は試算表の損益計算書の抜粋です。

　一番左の勘定科目には、その数字が何を表すのかが書いてあります。しかし、損益計算書の勘定科目は、会計独特の表現のため、「この勘定科目っていったい何を表すんだろう？」というものが少なくありません。

　たとえば、一番上の「保険請求収入」は、社会保険診療報酬支払基金と国保連合会から入金される収入を表します。次の「保険窓口収入」とは、窓口で患者さんから受け取ったもののうち、保険部分の収入だけが載ってきます。

　つまり、「保険請求収入」と「保険窓口収入」をプラスしたものが保険の売上高ということになります。このように、勘定科目はその名前によって性質が異なります。

　さらに、この勘定科目は会計事務所によって異なってきます。たとえば、保険の収入を保険請求収入と保険窓口収入を分けずに、「保険収入」としている会計事務所もあります。

図表7　　　　損益計算書を抜粋してみると……

損益計算書

勘定科目	前月繰越	当月借方	当月貸方	当月残高
[売上高]				
保険請求収入				
保険窓口収入				
自由診療収入				
雑収入	前月末日の残高	当月の＋と−		当月末日の残高
[収入合計]				
[売上原価]				
診療材料仕入				
衛生管理費				
[売上原価合計]				
[売上総利益]				
[経費]				
福利厚生費				
[経費合計]				
[当期利益]				

　そのため、「この勘定科目は何を表しているのか？」を知っておく必要があります。わからなければ、顧問の税理士さんに聞けば教えてくれるでしょう。

≪用語解説≫　収益・費用とは？

　歯科医院の場合、代表的な収益は「保険請求収入」「保険窓口収入」「自由診療収入」「雑収入」の４つです。収益は、「○○収入」とつくものと覚えてください。

　「**保険請求収入**」とは、社保・国保から２ヵ月遅れで入ってくる入金のことです。

　「**保険窓口収入**」とは、毎日窓口でもらう保険の一部負担金のことです。

　「**自由診療収入**」は自費の治療収入のことです。

　そして「**雑収入**」とは、歯ブラシなど雑品の売上や、自動販売機や公衆電話を設置しているところであればその売上が該当します。つまり、前の３つ以外の収入は、すべて雑収入と考えられます。

　　　★ポイント★　収益＝「○○収入」とつくもの

　これに対し、費用とは経費のことです。たとえば、テナント家賃は「**地代家賃**」、ガソリン代は「**車両費**」、電話代は「**通信費**」などと、それぞれの経費には会計上の科目（名前）がついています。また、「○○費」とつくものは費用であると覚えておいてください。それ以外に、「**診療材料仕入**」なども費用に該当します。

　　　★ポイント★　費用＝「○○費、○○仕入」とつくもの

4 損益計算書がスラスラ読める！

次に、損益計算書の読み方を説明しましょう。

損益計算書の勘定科目には、まず収益の項目がずらっと並んでおり、その次に費用の項目が並んでいます。そして、この収益から費用をマイナスしたものが利益になります。

損益計算書の「前月繰越」の欄には、前月末までの合計の金額が載っています。そして、「当月借方」「当月貸方」の欄には、当月の収益・費用の増減が載ってきます。

試算表の読み方ですが、会計のルール上、収益は増えたら右に記載すると決まっていますので、収益が増えたら（売上げが上がったら）右「当月貸方」の欄に、値引きや返品などで減ったら左「当月借方」に記入します。そして、前月繰越＋当月貸方－当月借方の金額が「当月末までの収益の合計」になり、「当月残高」に記入されます〔図表8〕。

逆に、費用は発生したら左（当月借方欄）に記載され、減ったら（材料代の値引きなど）右（当月貸方欄）に記載されます。そして、前月繰越＋当月借方－当月貸方の金額が「当月末までの費用の合計」になり、「当月残高」に記入されます。

つまり、当月残高には前月末までの収益・費用に、当月の収益・費用の増減を反映させて、当月末までの儲けを表しているということです。

損益計算書の読み方は次のとおりです。

第1章　図解：歯科医院の儲けのカラクリ

図表8　　　　　　損益計算書の見方

損益計算書

勘定科目	前月繰越	当月借方	当月貸方	当月残高
[売上高]				
保険請求収入				
保険窓口収入				
自由診療収入				
雑収入				
[収入合計]	①	②	③	＝①+③−②
[売上原価合計]	④	⑤	⑥	＝④+⑤−⑥
[売上総利益]				
[経費]				
福利厚生費				
[経費合計]	④	⑤	⑥	＝④+⑤−⑥
[当期利益]				

収入合計−売上原価−その他の経費＝当期利益

厳密にいえば営業利益・経常利益など、営業外損益を反映させない利益と反映させる利益などがありますが、ここでは省略します。この損益計算書の「当期利益」は、貸借対照表の「当期利益」に連動します。

これについては、第4章でご説明いたします。

5 実践：ストラック図を使った現状分析

　では、実際に試算表から数字を当てはめてみて、医院のストラック図をつくってみましょう。ストラック図を作成する場合には、試算表のうち、貸借対照表ではなく、損益計算書を見ます〔図表9〕。

　これは、個人の平均的な歯科医院であるクライアントのA歯科医院さんをモデルにした損益計算書です。これをベースに、ストラック図のつくり方を説明していきます。

　★ステップ1：売上高・変動費・粗利をストラック図に入れる
　まず、売上高です。こちらは問題ないと思います。歯科医院の場合、保険売上・自費売上・雑収入の3種類の合計になります。また、法人の場合、営業外収益の「受取利息」なども売上高に含めておいてもよいでしょう。

　損益計算書で見ると、①の「収入金額合計」の部分です。当月の純売上高は**＜当月残高－前月繰越＞**により求められます。

　①から当月の売上高は、
　　7,228,000円－3,082,000円＝4,146,000円
となります。

　次に変動費です。

　これには「診療材料仕入」「薬品仕入」「外注技工費（委託費）」などが当てはまります。損益計算書で見ると、②の部分です。売

第1章　図解：歯科医院の儲けのカラクリ

図表9　　　　　A歯科医院の損益計算書

勘定科目	前月繰越	当月借方	当月貸方	当月残高	
[収入金額]					
保険診療収入	2,044,000	2,530,000	5,230,000	4,744,000	
保険窓口収入	744,000	1,000	918,000	1,661,000	
自由診療収入	255,000	0	469,000	724,000	
雑収入	39,000	0	60,000	99,000	
収入金額合計	3,082,000	2,531,000	6,677,000	7,228,000	①
[売上原価]					
期首商品棚卸高	0	0	0	0	
診療材料仕入	300,000	586,000	0	886,000	
委託費	111,000	243,000	0	354,000	
当期商品仕入高	411,000	829,000	0	1,240,000	
合計	411,000	829,000	0	1,240,000	
期末商品棚卸高	0	0	0	0	
売上原価	411,000	829,000	0	1,240,000	②
売上総損益	2,671,000		3,317,000 ③	5,988,000	
[経費]					
水道光熱費	69,000	69,000	0	138,000	
旅費交通費	31,000	28,000	0	59,000	
通信費	32,000	22,000	0	54,000	
接待交際費	25,000	32,000	0	57,000	
備品消耗品費	54,000	79,000	0	133,000	
福利厚生費	28,000	7,000	0	35,000	
給料手当	622,000	620,000 ④	0	1,242,000	
支払利息	107,000	106,000	0	213,000	
リース料	91,000	91,000	0	182,000	
地代家賃	320,000	320,000	0	640,000	
減価償却費	180,000	180,000	0	360,000	
経費合計	1,559,000	1,554,000	0	3,113,000	⑥
差引金額	1,112,000		1,763,000	2,875,000	
[繰戻額等]					
[繰入額等]					
専従者給与	300,000	300,000 ⑤	0	600,000	
繰入額等合計	300,000	300,000	0	600,000	
[差引損益計算]					
控除前所得	812,000		1,463,000	2,275,000	

→ 利益

図表10　　ステップ１のＡ歯科医院ストラック図

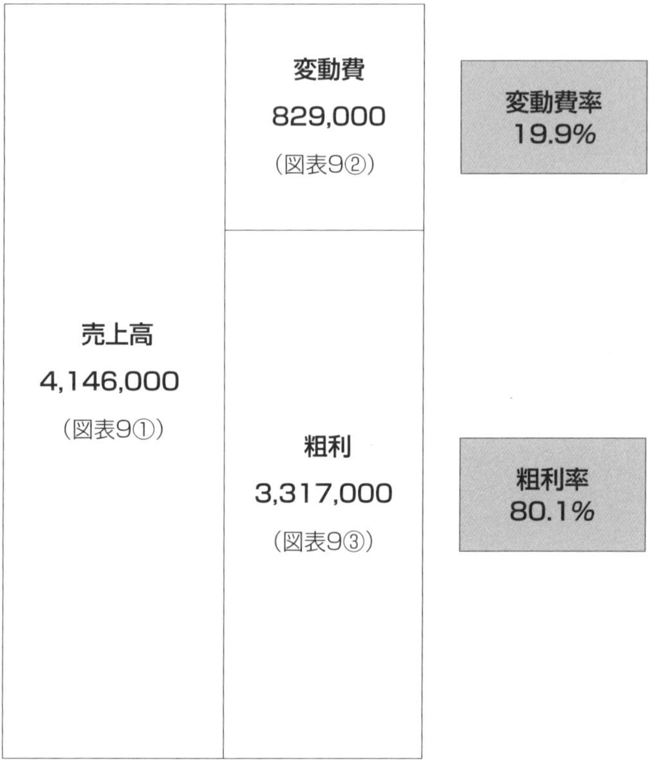

```
┌─────────────┬─────────────┐
│             │   変動費     │     変動費率
│             │  829,000    │     19.9%
│             │  （図表9②） │
│   売上高     ├─────────────┤
│  4,146,000  │             │
│  （図表9①） │    粗利     │     粗利率
│             │  3,317,000  │     80.1%
│             │  （図表9③） │
└─────────────┴─────────────┘
```

上高と同じように、変動費も＜当月残高－前月繰越＞で求められますので、Ａ歯科医院の当月の変動費は、

　1,240,000 － 411,000 ＝ 829,000 円

となります。

　なお、基本的には歯科医院の変動費は売上原価とイコールになりますが、歯科医院の利益構造を知らずに損益計算書をつくった場合、外注技工代が「販売管理費」に入っている場合が多々あり

ます。

　私の経験上、5医院に1医院ぐらいの割合で、外注技工代が販売管理費になっています。技工代は売上高にともなって増える経費ですので、ぜひ売上原価（変動費）に入れておきましょう。

　それでは、ここまでの数字をストラック図に当てはめてみましょう〔図表10〕。

　A歯科医院の変動費率（変動費÷売上高×100）は、
　　829,000円÷4,146,000円×100＝19.9％
となりました。

　したがって、A歯科医院さんの材料代や技工代はほぼ平均といえます。ただし、院内ラボの場合には、もちろんこれよりも低い数字が出ますし、インプラントなどの自費治療が多い場合には、変動費は20％を上回ることが多いでしょう。20％はあくまで目安と考えていただければよいと思いますが、年間平均の変動費率が30％を超えるような場合には、技工代や材料代を見直す必要があるでしょう。

　そして、売上高から変動費をマイナスすれば、粗利の金額が出てきます。

　粗利は、4,146,000円－829,000円＝3,317,000円となります。
　粗利率（粗利÷売上高×100）は、
　　3,317,000円÷4,146,000円＝80.1％
となります。もちろん、100％－19.9％（変動費率）からも求めることができ、数字は同じになります。

　なお、粗利は、基本的には当月の「売上総利益」〔図表9の③〕とイコールになります。

図表11 　　　　ステップ２のＡ歯科医院ストラック図

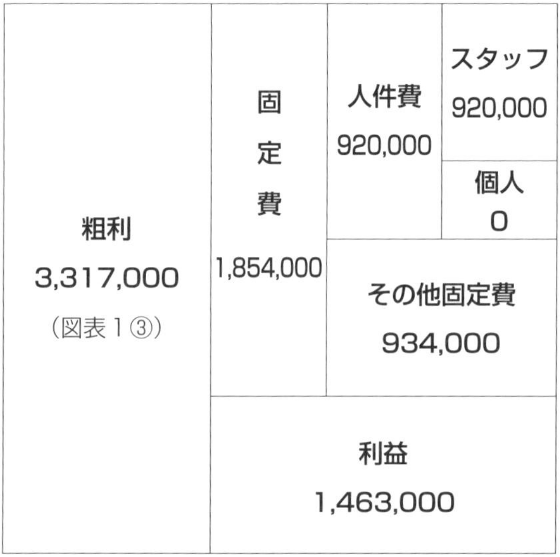

粗利 3,317,000 （図表１③）	固定費 1,854,000	人件費 920,000	スタッフ 920,000
			個人 0
		その他固定費 934,000	
	利益 1,463,000		

★ステップ２：人件費・その他固定費・利益をストラック図に入れる

　次に、この粗利から固定費（人件費＋その他の固定費）をマイナスします。人件費は、「給与」や「賞与」といったスタッフ部分の給与、「役員報酬」や「専従者給与」といった個人部分の給与を指します。

　Ａ歯科医院の場合、スタッフ給与以外に、配偶者（奥様）に専従者給与を毎月30万円支払っていますが、奥様はドクターとして直接売上に貢献していますので、この専従者給与は「個人」分に含めずにスタッフ分に含めます。したがって、「スタッフ」人件費は④＋⑤＝920,000円となります〔図表９〕。

第1章　図解：歯科医院の儲けのカラクリ

図表12　　　　　　A歯科医院ストラック図

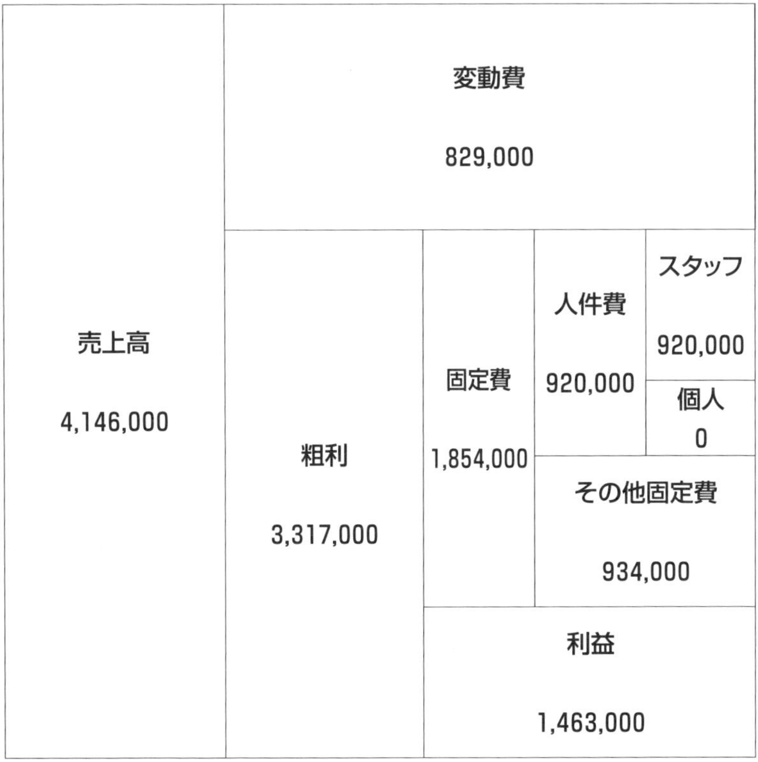

売上高 4,146,000	変動費 829,000			
	粗利 3,317,000	固定費 1,854,000	人件費 920,000	スタッフ 920,000
				個人 0
			その他固定費 934,000	
			利益 1,463,000	

　④と⑤の数字を直接見ていただいても結構ですし、それぞれの＜当月残高－前月繰越＞で求めていただいてもかまいません。どちらで求めても、数字は結局同じになります。

　人件費の金額をストラック図に入れたら、次に人件費以外の固定費を求めます。

　人件費以外の固定費の合計は、「経費合計」〔図表9の⑥〕から④をマイナスした金額になります。経費合計は1,554,000円です

ので、A歯科医院の「その他の固定費」は、
　1,554,000 － 620,000 ＝ 934,000 円
となります（なお、⑤の専従者給与の 300,000 円をプラスすると、固定費は 1,854,000 円となります）。分解したストラック図を全体で見ると、〔図表12〕のようになります。
　いかがでしょうか。数字の羅列の損益計算書よりも、ずっとわかりやすいのではないでしょうか。
　損益計算書が見にくい理由のひとつに「その他の固定費」の科目の多さがあります。「水道光熱費」「地代家賃」「リース料」「広告宣伝費」「通信費」「旅費交通費」……。20 ～ 30 項目はあります。それらを一つひとつ見るのではなく、このようにまとめて見るのです。
　固定費なのですから、毎月ほとんど同じ金額のはずです。「その他の固定費」のそれぞれの科目については、前月と大きな変動がないかを見る程度でよいでしょう。
　"木を見て森を見ず"になってしまわないように、この大きな 7 つのポイント（売上高、変動費、粗利、固定費、人件費、その他固定費、利益）を把握することが、歯科医院経営において非常に重要になります。
　さて、これで歯科医院の利益はどのようにして構成されているのかおわかりいただけたことと思います。それでは、次にこの利益を最大化するにはどうすればよいのかを、この図表を用いてご説明いたします。

6 図解：利益を上げる４つのカラクリ

　実は、**利益を上げる方法はたった４つしかない**のです。先生は利益を上げるためにはどのような方法を考えますか？
　「駅看板広告を出して患者さんを増やす」
　「今よりも安い技工所を探す」
　「賞与をカットして人件費を削減する」
　「電気や水道を節約する」etc.
　いろいろな方法が考えられますね。
　しかし、大きく分けると利益を上げるには、次の４つの方法以外はないのです。それは、
　①売上高を上げる
　②変動費率を下げる
　③人件費を削減する
　④その他の固定費を削減する
　以上の４つです。
　これは〔図表13〜図表14〕を見れば明らかです。これら以外に利益を高める方法はありません。
　先ほどあげた例の場合でも——
　「駅看板広告を出して患者さんを増やす」
　　　　　　　　　　→売上高を上げる
　「今よりも安い技工所を探す」
　　　　　　　　　　→変動費率を下げる

図表13　　　60の利益を100にする①

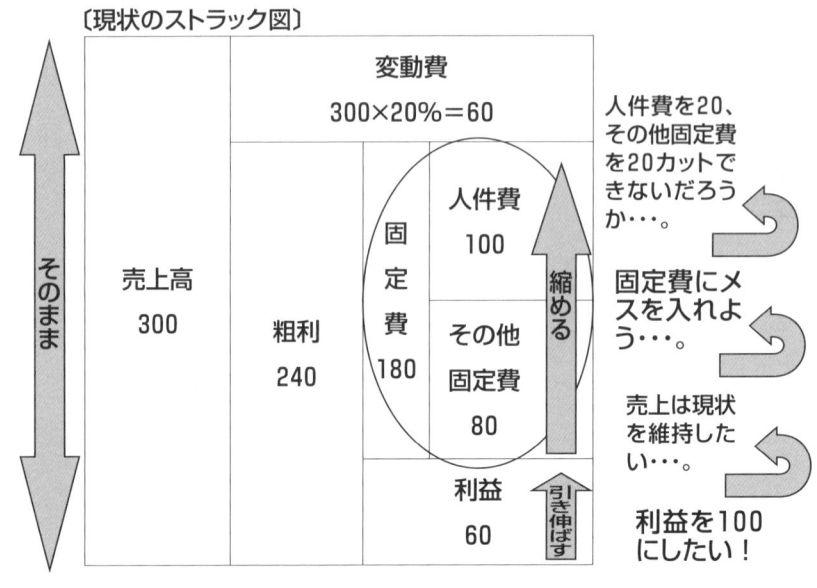

〔現状のストラック図〕

		変動費　300×20％＝60		
そのまま	売上高 300	粗利 240	固定費 180	人件費 100
				その他固定費 80
				利益 60

縮める／引き伸ばす

人件費を20、その他固定費を20カットできないだろうか…。

固定費にメスを入れよう…。

売上は現状を維持したい…。

利益を100にしたい！

〔目標ストラック図〕

		変動費　60		
売上高 300	粗利 240	固定費 140	人件費 80	
			その他固定費 60	
		利益 100		

第1章　図解：歯科医院の儲けのカラクリ

図表14　　　60の利益を100にする②

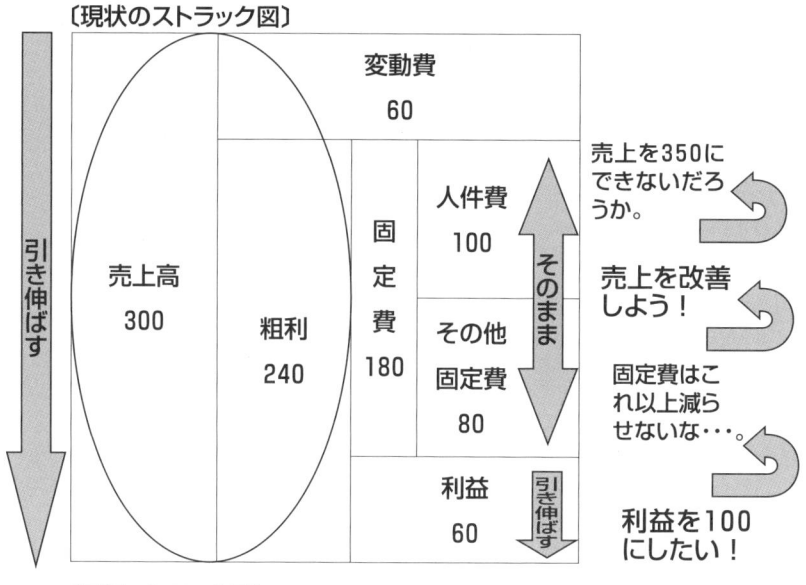

〔現状のストラック図〕

		変動費 60	
売上高 300	粗利 240	固定費 180	人件費 100
			その他固定費 80
		利益 60	

引き伸ばす

そのまま

引き伸ばす

売上を350にできないだろうか。

売上を改善しよう！

固定費はこれ以上減らせないな…。

利益を100にしたい！

〔目標ストラック図〕

		変動費 350×20％＝70	
売上高 350	粗利 280	固定費 180	人件費 100
			その他固定費 80
		利益 100	

実践シート①　　　　ストラック図作成シート

〔現状のストラック図〕

変動費率	②変動費
②／①＝ ___ ％	___ ％

①売上高 ___ 円	③粗利 ①－②＝ ___ 円	④固定費 ___ 円	人件費 ___ 円	スタッフ ___ 円
				個人 ___ 円
		その他固定費 ___ 円		
粗利率 ③／①＝ ___ ％	⑤利益 ③－④＝ ___ 円			

医院の現状のストラック図をつくってみよう!!

第1章　図解：歯科医院の儲けのカラクリ

〔目標のストラック図〕

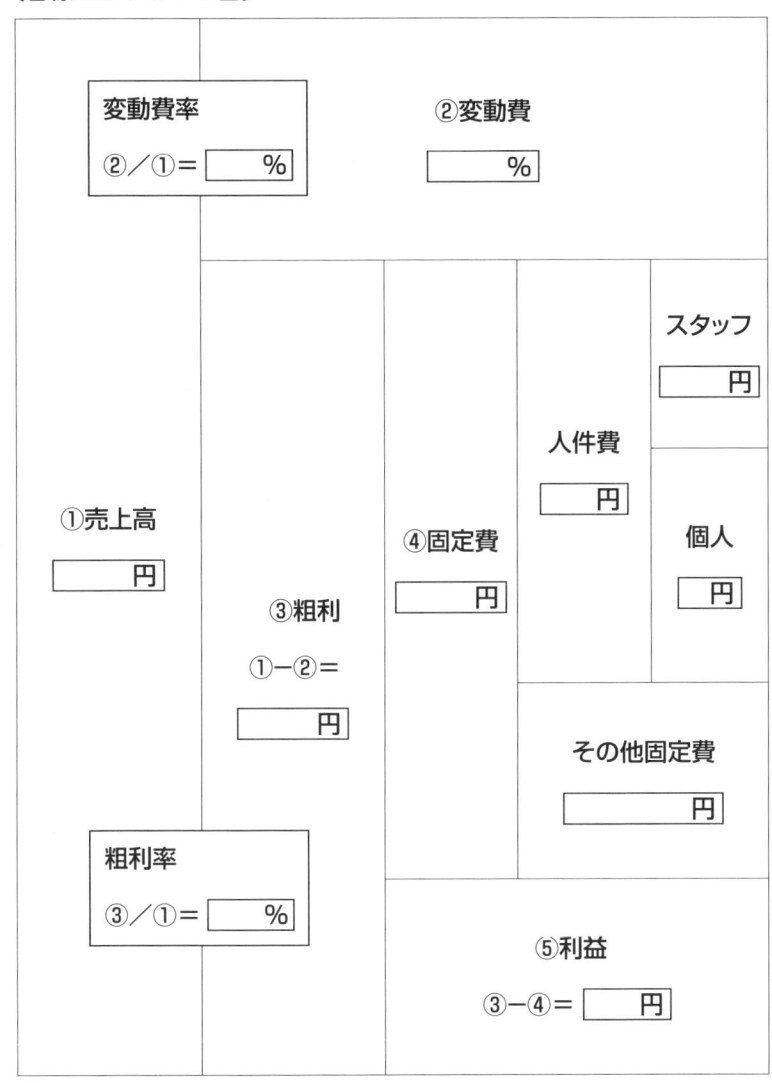

変動費率 ②／①＝ ％	②変動費 ％

①売上高 ＿＿円	③粗利 ①－②＝ ＿＿円	④固定費 ＿＿円	人件費 ＿＿円	スタッフ ＿＿円
				個人 ＿＿円
			その他固定費 ＿＿円	
粗利率 ③／①＝ ％		⑤利益 ③－④＝ ＿＿円		

医院の目標とするストラック図をつくってみよう!!

「賞与をカットして人件費を削減する」
　　　　　　　　　　　→人件費を削減する
「電気や水道を節約する」
　　　　　　　　　　　→その他の固定費を削減する

このように、4つのうちのいずれかに含まれます。

この利益の構造を理解してしまえば、目標も非常に立てやすくなります。

たとえば、利益を100残すためにはどうすればよいのか逆算して、目標を立てることもできます。

〔図表13～図表14〕のストラック図のような医院の場合、利益を60から100に上げるためには、売上や変動費はそのままで、人件費もしくは人件費以外の固定費を40削減するか、売上を50上げればよいのです。

ここで注意しなければならないのは、**売上は40上げるのではなく、50上げないと利益が40増えない**点です。売上の20％は変動費となるため、**実際には変動費率分を見越して売上高を計算**しないといけないわけです。

他にもいろいろなパターンが考えられますが、このようにストラック図は、医院の「どこを」「どのように」改善していくのかという戦略を立てるにあたって、非常に有効なツールであるといえます。

第2章

ストラック図を使った医院の未来計画の立て方

1　いくらの売上で利益が出るのか？

では、このストラック図を使って、医院の**損益分岐点**を計算してみましょう。

損益分岐点とは、**売上と経費とがトントンになる点**です。つまり、損益分岐点の売上を越えれば、利益が出る仕組みになっています。図解すると、〔図表15〕のようになります。

図表 15　損益分岐点図表

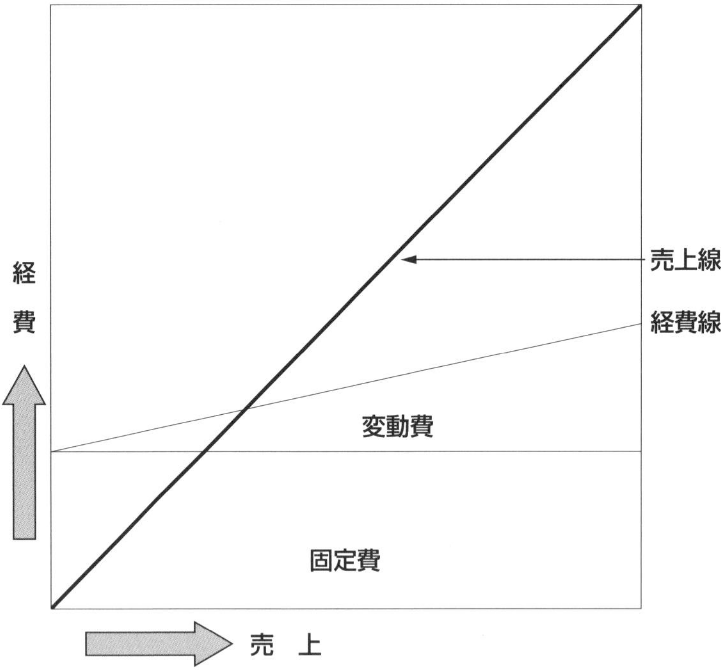

売上線
経費線
変動費
固定費
経
費
売　上

第2章　ストラック図を使った医院の未来計画の立て方

図表 16　　　　　　　損益分岐点図表の見方

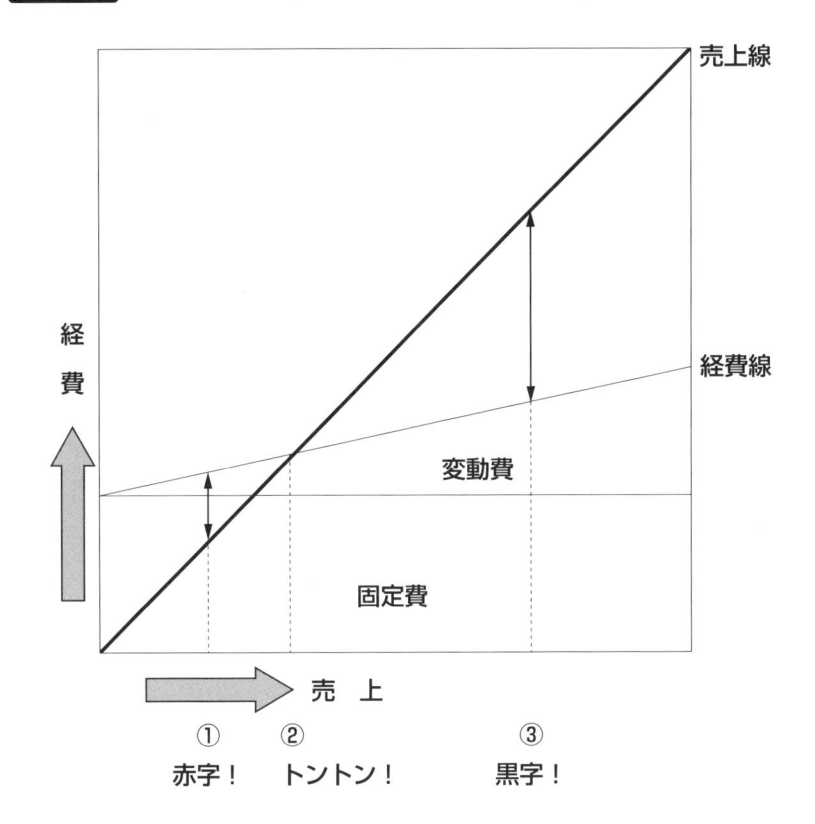

経費 ↑

売上線

経費線

変動費

固定費

売　上 →

① 赤字！　② トントン！　③ 黒字！

　まず、横軸に売上、縦軸に経費をとります。そして、横にまっすぐ固定費の線を引きます。固定費は売上が多くても少なくても一定です。

　次に、変動費の線を引きます。変動費は固定費から右斜め上に向かって伸びる線です。つまり、固定費にプラスして売上が上がれば上がるほど増える経費ということになります。

　そして、最後に斜め45度で売上線を引きます。

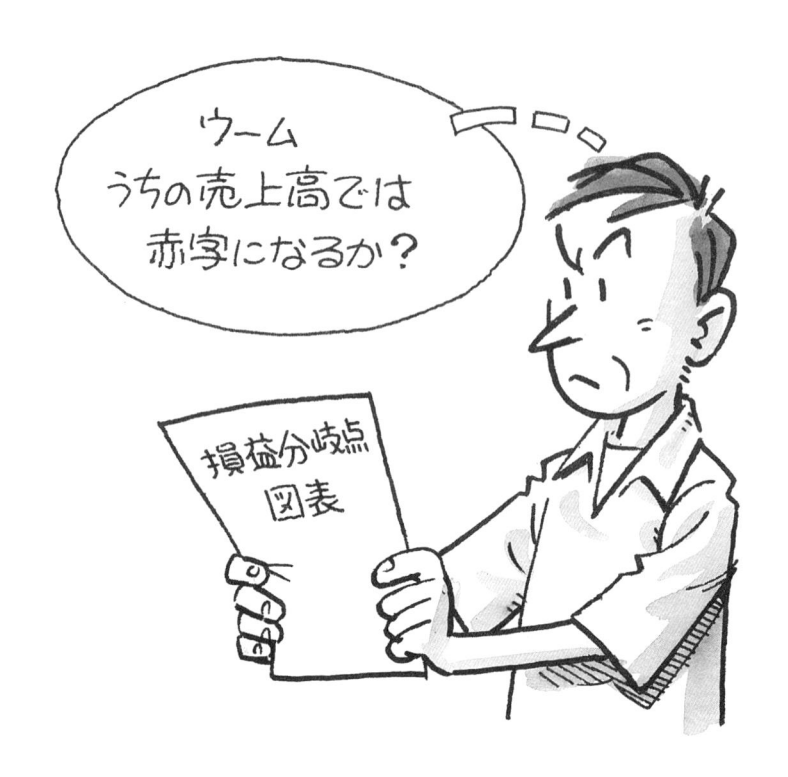

この時、売上線と経費線が交わる点②が損益分岐点になります。そして、売上線と経費線の乖離（かいり）が損益となりますので、売上がゼロであれば、固定費部分がマイナスとなります。

　たとえば、①の売上であれば損益分岐点を下回りますので、矢印部分が赤字、③の売上であれば、損益分岐点を上回りますので、矢印部分が黒字となります。

2 ストラック図で損益分岐点を計算する

そこで、**売上と経費がトントンになる損益分岐点**を、ストラック図を使って計算してみましょう。

★**ステップ１：利益に「０」を入れる**／まず、利益にゼロを入れます。なぜなら、損益分岐点とは、売上と経費がトントンの点、

図表17 ストラック図を使った損益分岐点

(単位：千円)

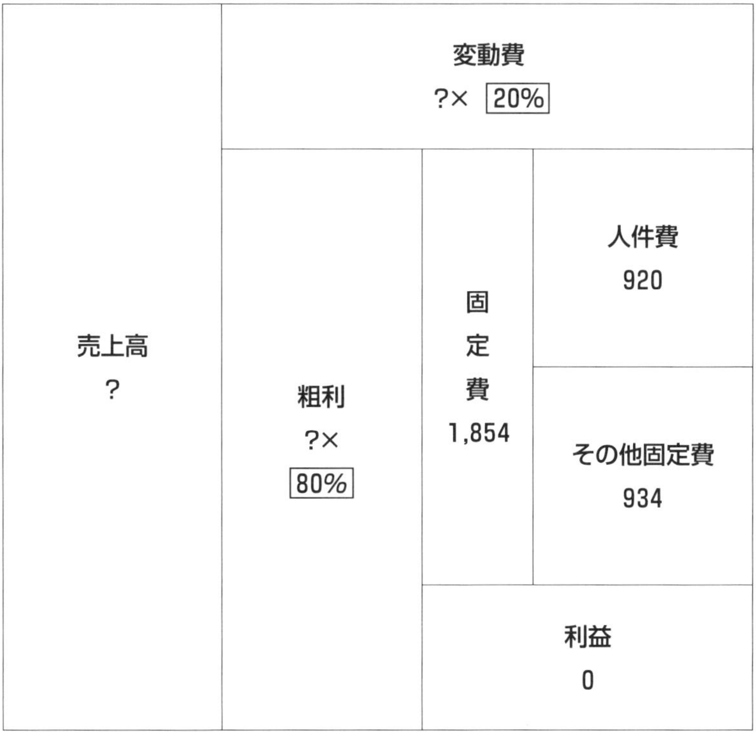

売上高 ?		変動費 ?× 20%	
	粗利 ?× 80%	固定費 1,854	人件費 920
			その他固定費 934
		利益 0	

57

つまり、利益がゼロになる点だからです。

　★ステップ２：固定費を入れる／次に固定費の金額を入れます。この数字は、試算表から作成したストラック図の数字をそのまま入れればOKです〔図表12〕。

　★ステップ３：変動費は金額ではなく変動費率を使う／変動費は金額ではなく、変動費率を使います。これもストラック図の数字を使います。Ａ歯科医院の場合、約20％ですので、ここには20％と入れます。また、粗利率は100％－変動費率ですので、その割合を粗利率に入れます。

　★ステップ４：損益分岐点の売上高に「？」を入れる／計算したい損益分岐点の売上高に「？」を入れます。

　ストラック図にすべての数字を入れれば、あることが見えてきます。それは、粗利は固定費と利益をプラスしたものであるということです。損益分岐点の利益はゼロですので、固定費と粗利がイコールになります。つまり、損益分岐点の売上高≪？≫×80％＝1,854,000円となり、これを展開するとＡ歯科医院の損益分岐点は、2,317,500円となります。

　では、確認のため、売上に2,317,500円を入れてみましょう。すると、変動費は2,317,500×20％＝463,500円、粗利は2,317,500円－463,500円＝1,854,000円となり、固定費が1,854,000円なので、利益は1,854,000円－1,854,000円＝ゼロとなります。つまり、Ａ歯科医院は、売上高が2,317,500円を超えれば利益が出ることになります。

　損益分岐点も、このようにストラック図を使えば非常にわかりやすく計算できます。

第2章 ストラック図を使った医院の未来計画の立て方

実践シート②　損益分岐点計算用ストラック図

```
┌─────────┬─────────────────────────────────────┐
│         │              変動費                  │
│         │           ?×[    ]%                 │
│         ├─────────┬───────────┬──────────────┤
│         │         │           │   人件費      │
│         │         │           │   [    ]円   │
│         │         │   固     │               │
│  売上高  │         │   定     ├──────────────┤
│  [ ? ]  │  粗利   │   費     │  その他固定費  │
│         │  [?]×  │  [   ]円 │   [    ]円   │
│         │  [  ]% │           │               │
│         │         ├───────────┴──────────────┤
│         │         │           利益            │
│         │         │            0             │
└─────────┴─────────┴──────────────────────────┘
```

〔損益分岐点の求め方〕
　①固定費の金額を入れる。
　②粗利率を入れる。
　③損益分岐点売上高＝固定費÷（粗利率÷100）

3 損益分岐点を達成するための患者数は？

(1) 売上高は患者単価と患者数で決まる！

会計上、売上は＜Price（単価）× Volume（数）＞で決まります。ですから、利益を出すには、4つしか方法がなかったように、売上を上げるには、次の2つしか方法はありません。

① 患者単価（Price）を上げる
② 患者数（Volume）を増やす

この2つの要素は通常、相反関係にあります。

たとえば、患者単価を上げようと思えば、自費を増やしていくしかありません。しかし、自費を増やしていけば、チェアタイムが長くなりますので、その分アポイントが減ることになります。そのため、患者数は基本的には減少します。

また、患者数を増やそうとアポイントをたくさん入れれば、患者さん1人当たりにかけられる時間は短くなってしまいますので、必然的に患者単価は下がります。

売上高は患者単価と患者数のかけ算で決まりますので、売上高が最大となるように、患者単価と患者数のバランスをとることが重要となります。

(2) 患者単価を計算してみよう！

そこで、患者単価を計算してみましょう。

患者単価は＜**総売上高÷述べ患者数**＞で計算されます。

第2章　ストラック図を使った医院の未来計画の立て方

　ちなみに、この総売上高には自費の金額も含みますので、自費の金額が大きければ患者単価も大きくなりますし、自費がほとんどなければ、患者単価は低くなります。

　先ほどのA歯科医院を例にとると、A歯科医院の月間の述べ患者数が600人だったとした場合、患者単価は4,146,000円（月間売上高）÷600人（月間述べ患者数）＝6,910円となります。

　売上高は＜患者単価×患者数＞で計算されますので、これを展開すると**＜患者数＝売上高÷患者単価＞**で計算できます。

| 売上高＝患者単価×患者数 | ⇒ | 患者数＝売上高÷患者単価 |

　では、損益分岐点を達成するためには、いったい何人の患者数が必要になるでしょうか？

　損益分岐点が2,317,500円ですので、損益分岐点を達成するための患者数は——

　　2,317,500円÷6,910円＝約335人

　1ヵ月の稼動日数が20日なら、1日約17人の患者さんを診れば、収支がトントンとなり、それを超えれば利益が出るということがわかります。

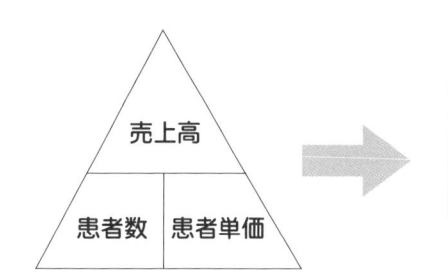

　　　売上高
　患者数 ｜ 患者単価　⇒　求めたい部分を指で押さえましょう！（中学のとき習った速・時・距と同じ！）

4 スタッフの適正人件費を計算する方法は？

　歯科医院の経営を行う上で、もっとも気になるのが人件費でしょう。人件費が高くなりすぎて、利益が出ないという医院も少なくありません。

　しかし、ストラック図を使えば、医院の人件費が適正かどうかを検証することができるのです。適正なスタッフの人件費を検証するには、**労働分配率**という指標を使います。

　労働分配率とは、**粗利に対する人件費の割合**です。これが高くなれば、人件費がかかりすぎているということになり、効率が悪い医院経営をしているといわざるを得ません。

　私の経験上、歯科医院の労働分配率は25〜35％前後が多いと思われます。目安としては、労働分配率30％以下を目指していただきたいと思います。

　この労働分配率を計算する場合の人件費には、個人分（配偶者の専従者給与や院長の役員報酬など）は含めません。個人部分の人件費（役員報酬・専従者給与など）を入れた労働分配率を見ると、労働分配率が50％前後になることが多いように思います。

　労働分配率を下げるためには、人件費を削減するか、もしくは粗利を上げるか、どちらかしかありません。

　院内ラボを持っている医院の場合、技工士の給与がありますので、人件費は院内ラボのない医院にくらべて高いため、労働分配率は高めの数字が出ます。そのため、ラボの人件費は「変動費」

第2章　ストラック図を使った医院の未来計画の立て方

図表18　　　**適正人件費がわかるストラック図**

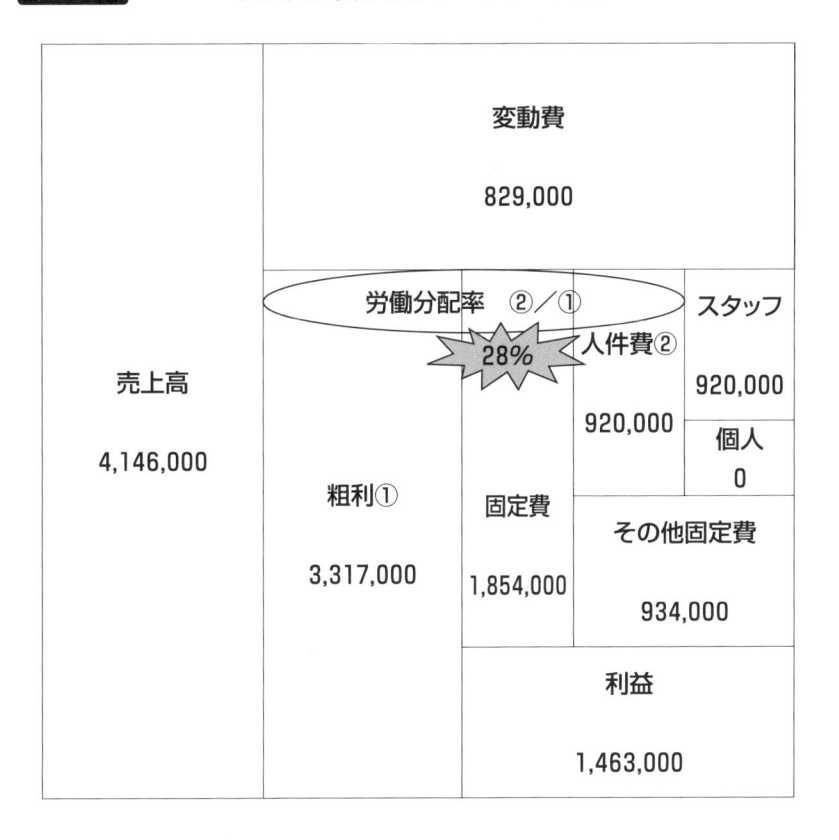

```
┌─────────────┬─────────────────────────────────────┐
│             │              変動費                  │
│             │             829,000                  │
│             ├──────────────────────┬──────────────┤
│             │  労働分配率 ②／①    │   スタッフ    │
│             │      28%    人件費②  │   920,000    │
│   売上高     │             920,000  ├──────────────┤
│  4,146,000  │                      │    個人      │
│             │   粗利①      固定費 │      0       │
│             │              ├──────────────┤
│             │  3,317,000  1,854,000│ その他固定費 │
│             │                      │   934,000    │
│             │              ├──────────────┴──────────────┤
│             │              │          利益                │
│             │              │        1,463,000             │
└─────────────┴──────────────┴──────────────────────────────┘
```

に入れてしまってもよいでしょう。そうすることで、変動費率20％、労働分配率25〜35％ぐらいになります。

また、人件費は直接部門と間接部門に分かれます。直接部門とは、利益に直結するスタッフのことで、ドクターや歯科衛生士などを指します。

一方、直接売上を上げることのないアシスタントや専任の窓口スタッフ、事務長などは間接部門になります。成功している歯科

…スタッフを
1人増やすと……

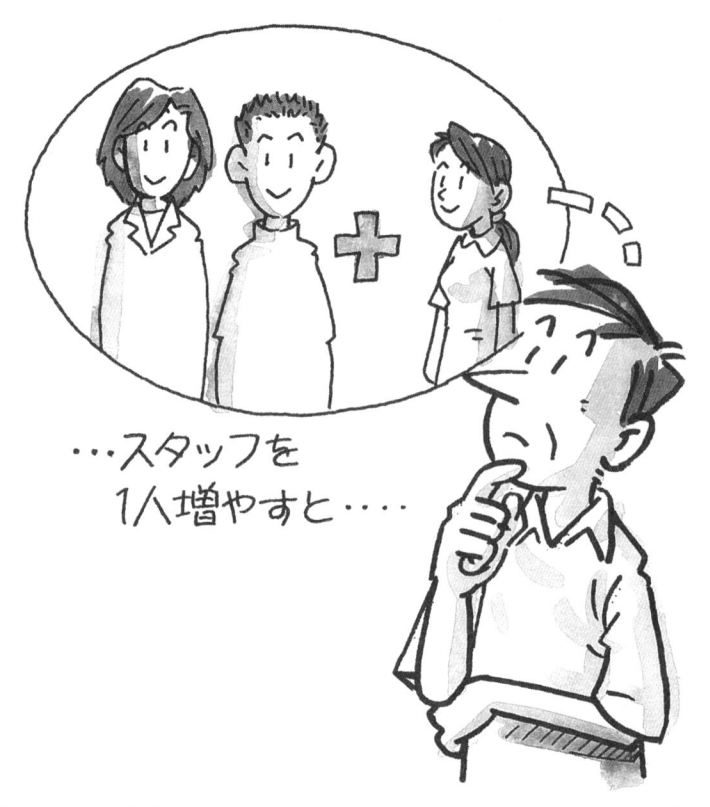

　医院は、間接部門のスタッフが直接部門のスタッフ同様、売上アップにしっかりと貢献しています。

　たとえば、専任の窓口スタッフの場合、キャンセル率の抑制のため、リコールハガキを出したり、キャンセル患者さんに電話をかけたりして、患者数を増やすことができていれば、このスタッフは売上アップに貢献しているので、労働分配率は下がります。このように、医院のスタッフが一丸となって、医院に貢献することを心がけていきたいものです。

5 利益を減らさずに スタッフを増やす方法は？

　この労働分配率は、新しくスタッフを採用するときの指標にもなります。

　たとえば、新しくスタッフを雇えば人件費が増えます。この場合、今の労働分配率を維持しようと思えば、いくらの売上アップが必要なのかがわかるようになります。

　また、現在の労働分配率からスタッフを増やせるだけの余裕があるのかどうかも検討できます。スタッフ数を増やせば人件費が増えますので、その分売上高が上がらなければ、そのスタッフに対する投資は失敗したということになるわけです。

　これまでのストラック図のおさらいを〔図表19〕でしていきましょう。

図表19 ──────────────── スタッフを増やすにはいく

売上高 400	変動費 400×20%＝80		
	粗利 320	固定費 200	人件費 80
			その他固定費 120
		利益 120	

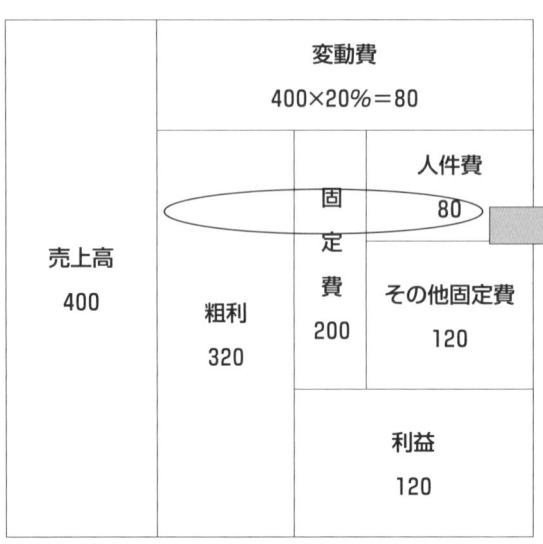

労働分配率はそのままにしたい。

人件費を20増やしたい……。

労働分配率
＝80／320×100
＝25%

↓

売上高 x	変動費 $x×20\%$		
	粗利 $x×80\%$	固定費 220	人件費 80＋20 ＝100
			その他固定費 120
		利益 粗利－220	

100÷(x×80%
[粗利])＝25%
これを展開する
と……

(x×80%[粗利])
＝100×100÷25＝400
→つまり、労働分配
率を同じにして
人件費を上げる
には、粗利が400
必要!

第2章 ストラック図を使った医院の未来計画の立て方

らの売上アップが必要か？

売上高 500	変動費 500×20％＝100			
	粗利 500×80％＝400	固定費 220	人件費 100	
			その他固定費 120	
			利益 180	

売上高が500あれば、労働配分率が25％となり、スタッフを増員する前と同じ！
しかも利益は増える！

売上高を上げればスタッフが1人増えても大丈夫か？

実践シート③　　　未来計画のためのストラック図

変動費率　②／①＝ ［　　］％	**②変動費**　［　　］％

①売上高

患者単価
［　　］円
×
述べ患数
［　　］人
＝
［　　］円

粗利率
③／①＝［　　］％

③粗利
①－②＝
［　　］円

⑥スタッフ
［　　］円

労働分配率　⑥／③ ＝ ［　　］％

④固定費	人件費	個人
［　　］円	［　　］円	［　　］円

その他固定費
［　　］円

⑤利益
③－④＝［　　］円

〈損益分岐点〉
1．⑤の利益に０を入れる。
2．固定費を入れる。
3．変動費率を入れる。
4．粗利・売上高を求める。
5．損益分岐点を達成するための患者数は？（売上高÷患者単価）

第3章

歯科医院にお金が残らない本当の理由

1 儲かっているのになぜ医院にお金が残らないのか？

　このストラック図をつくることができれば、医院の利益構造が一目でわかるようになります。しかし、「利益が出ているのにお金が残らない……」という医院は少なくないはずです。
　なぜ、利益が出ているのにお金が残らない、という不思議なことが起こるのでしょうか？
　歯科医院にお金が残らない一番大きな原因、それは**利益に反映されていないキャッシュのアウトがある**からです。その代表的な支出は次の4つです。

＜経費にならない4大支出＞
　①借入金の返済
　多くの先生が勘違いされているのは、この借入金の返済です。**借入金の返済は、経費にはなりません**。つまり、借入金がある場合には、利益から返済していかないといけないのです。そのため、利益が出ているのにお金が残らないということが起こります。
　②10万円以上の資産の購入
　次に、10万円以上の資産の購入です。たとえば、300万円のチェアを購入したとします。しかし、経費になる金額は300万円ではありません。
　10万円以上の資産は「減価償却」と呼ばれる方法で、数年間にわたって経費になっていきます。購入した年に、一度に経費に

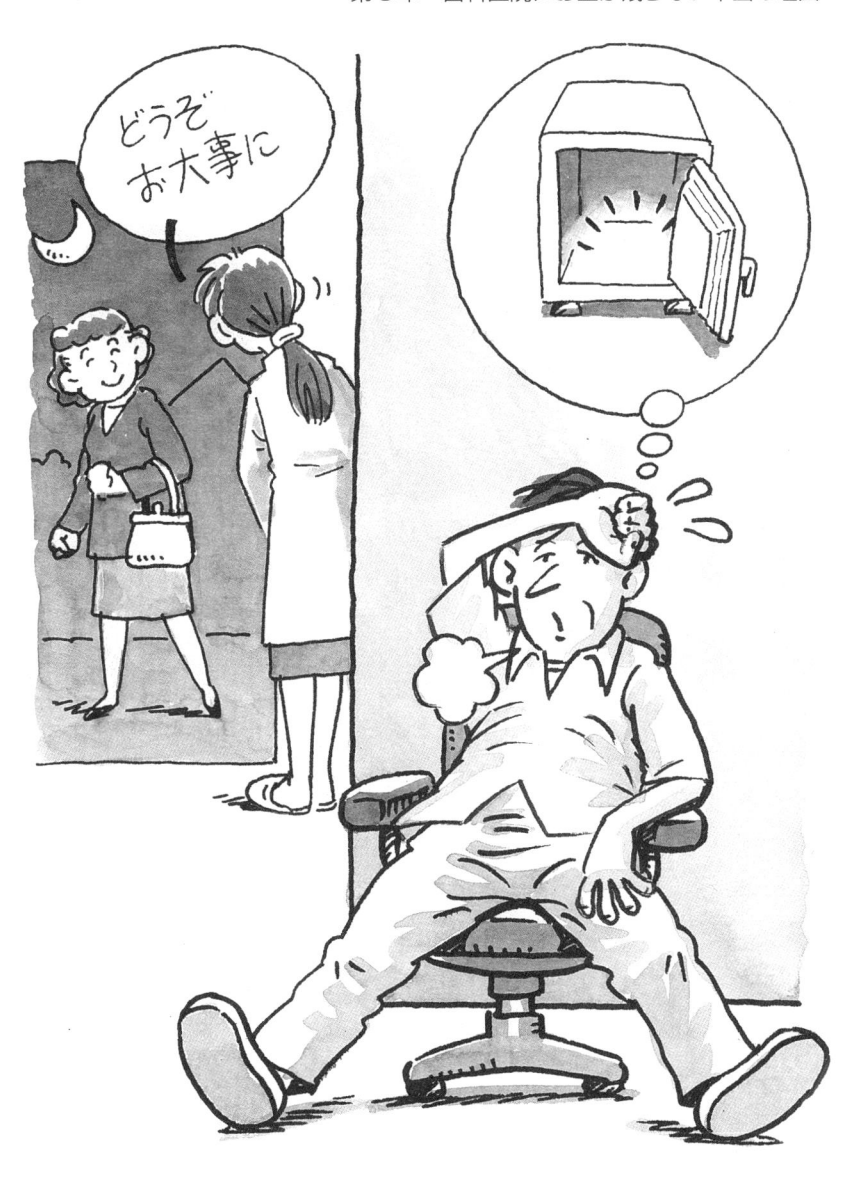

第3章　歯科医院にお金が残らない本当の理由

こんなに稼いでいるのに、なぜ！お金が残らないの？

することはできませんので、利益とキャッシュに差が生じてくるのです。

　※2007年現在は、30万円未満の資産であれば、一定の条件のもと、購入した年にすべて経費にすることができます。

③税金の支払

所得税や法人税といった税金の支払も、経費にはなりません。こちらも、利益から支払わないといけないお金ということになります。

④個人へのお金の流出

個人の生活費として引き出したお金や、個人的な保険を法人で支払っている場合なども、経費にはなりません。

とくに、個人の場合、自宅の電気代や子どもの学費などを、事業用のお通帳から支払ってしまいますと、必ずどんぶり勘定になってしまいます。

事業用のお通帳を最低1冊は別途作成し、個人用のお通帳と事業用のお通帳は、絶対に別々にするよう心がけましょう。

2　借入の返済はなぜ経費にならないのか？

　歯科医院のキャッシュフローを考える上で非常に大切なのが、「借入の返済」です。

　結論から申し上げますと、借入の返済は経費にはなりません。利益が出ても、そこから借入を返済しなければならないため、お金が残らないということが起こります。

　では、なぜ借入の返済は経費にならないのでしょうか？

　たとえば、チェアを購入するために借入をしたとします。チェアが仮に350万円だったとして、全額350万円を銀行から借り入れたとしましょう。

　税務上、10万円以上のこのチェアは「**資産**」となります。

　10万円（2007年現在は一定の要件をもとに30万円）未満の「モノ」であれば、全額を購入した年に経費にできます。しかし、10万円以上の「モノ」は資産と呼ばれ、1年で全額経費にすることはできません。

　「チェアのような資産は、何年も使えるものだから、1年目で全額を経費にしないで、使える期間に分割して経費にしていってね」というのが国税局の言い分です。

　図解すると、〔図表20〕のようになります。

　この個々の資産ごとの「使える期間」は、会計の専門用語で「**耐用年数**」といいます。耐用年数は、それぞれの資産ごとに法律で決められており、チェアの場合は7年です。

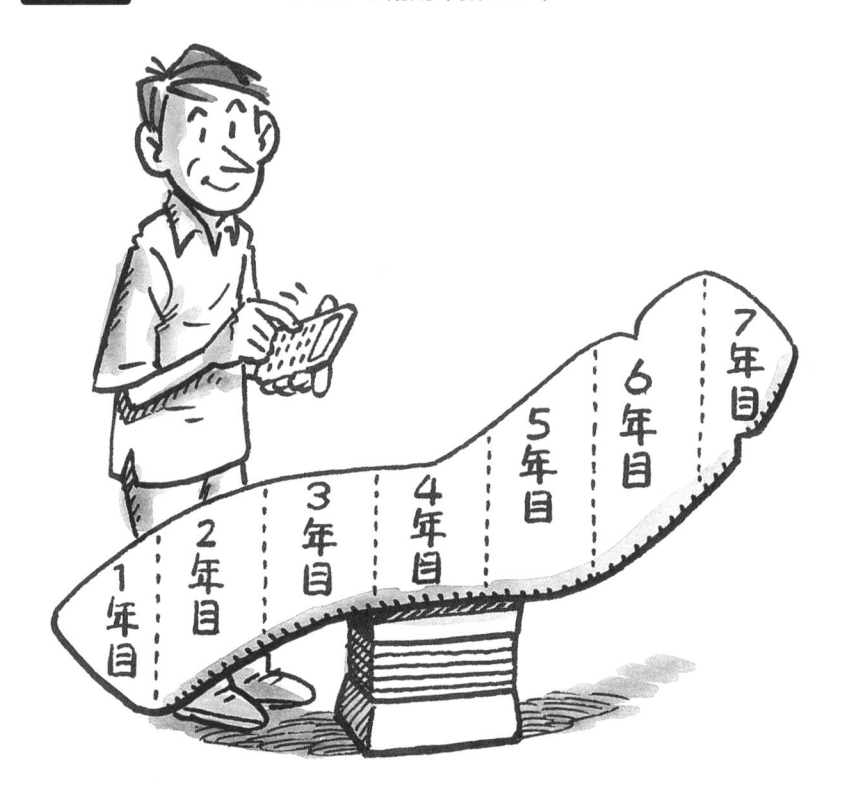

図表20　　　　　　チェアの耐用年数は7年

　このように、資産を耐用年数に応じて経費にしていく方法を、会計の専門用語で「**減価償却**」と呼びます。

　チェアは耐用年数が7年ですから、350万円÷7年＝50万円が毎年経費になります（実際には、少し金額は異なりますが、わかりやすくするため詳細は省略します）。つまり、1年目で350万円を経費にするのではなく、毎年50万円を7年間経費にしていくのです。

　この減価償却費は、毎年の経費にはなりますが、実際にお金は

第3章　歯科医院にお金が残らない本当の理由

出ていきません。お金が実際に出ていくのは、その減価償却資産（チェアなど）を購入したときです。

　そのため、2年目以降はお金の支出はないのに、減価償却費が経費に計上されることで利益が減り、「**利益は出ていないのにお金が残っている**」ということが起こってきます。

　資産は毎年減価償却によって経費になりますが、借入の返済は経費にはなりません。そのために借入をして、それを返済しても経費にはなりません。つまり、350万円を借りて、350万円のチェアを買っても、350万円のチェアが減価償却によって毎年経費になっていくだけです。

　自己資金で買えば350万円（チェアの購入代金）だけが経費になり、借入をして購入すれば350万円（借入返済総額）＋350万円（チェアの購入代金）＝700万円が経費になるのであれば、誰だって借入をして購入をするでしょう。

　ただし、借入の金利は経費になります。元本は経費にならないことを覚えておいてください。

3 リースと購入はどちらが有利？

（1） リースと購入の違いは？

　では、リースの場合はどうでしょうか。結論から申し上げますと、リース料は全額経費になります。

　「じゃあ、節税するなら借入をして購入するよりも、リースのほうが得だね！」とおっしゃる先生がいらっしゃいます。

　よく考えればわかることですが、リースでも購入でも、経費になる金額は同じです。なぜなら、**購入した場合には、購入した資産が減価償却によって毎年経費になる**からです。

　借入の場合、利息は経費になりますので、たとえば、このチェアを購入するために借入をしてトータル20万円の利息が発生すれば、このチェアの購入に対して発生した経費は、350万円＋20万円＝370万円となります。

　これに対して、リースを組んだ場合、たとえば毎月5万円の84回リースにすれば、トータルで420万円が経費になります。確かに、経費になる金額はリースのほうが多いのですが、支払総額も、もちろんリースのほうが多くなります。

　節税するために、たくさんお金を使っていたのではまったく意味がありません。気をつけましょう。

（2） リース会社の儲けのカラクリ

　では、「リース」と「購入」はどのように使い分ければよいの

第3章　歯科医院にお金が残らない本当の理由

図表21　　　　借入れとリースの違い

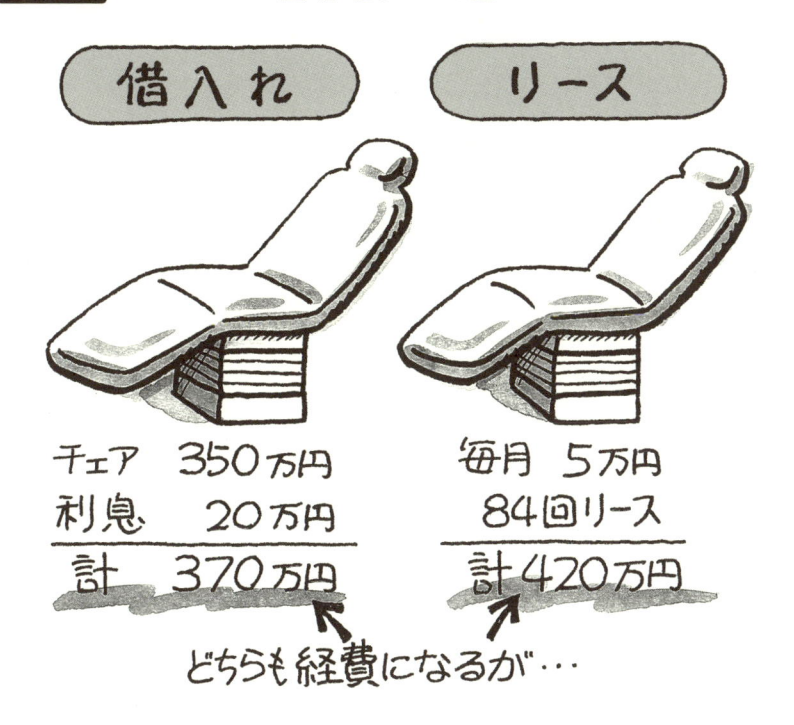

```
   借入れ              リース

チェア  350万円      毎月   5万円
利息    20万円       84回リース
計     370万円      計   420万円
           ↑           ↑
        どちらも経費になるが…
```

でしょうか。

　まず、借入金利とリースの金利を比較します。現在はどちらもそれほど金利は変わらないでしょう。しかし、リースの場合、リース期間が満了して、さらにその資産を使用し続ける場合には、再リース料が必要となってきます。裏話になりますが、実はリース会社はこの再リース料で儲けています。

　たとえば、7年リースのチェアを10年間使い続ける場合、3年間は再リース料を支払い続けなければなりません。そのため、リース契約期間を終了した時点で買い換えるような資産は、リー

スでも購入でもどちらが有利ということもあまりありません。しかし、リース期間をすぎて使うような資産については、購入のほうが有利であるといえます。購入であれば、再リース料というムダなお金が発生しないからです。

(3) 使わなくなった資産を経費にする方法

それでは、資産を購入し、途中で使わなくなればどうなるのでしょうか？

この資産は、廃棄処分することで、残りの減価償却費を全額経費に入れることができます。たとえば、上記のチェアを5年目終了時に廃棄処分したとします。

5年目までに、50万円×5＝250万円が経費になっています。しかし、このチェアの購入代金は350万円、減価償却はあと2年残っています。この2年の減価償却費は、5年目終了時に「除却損」ということで、全額経費にすることができます。

リースの場合には、リース期間が満了するまでに、その資産を使わなくなっても残債は支払う必要があります。つまり、リースの場合、毎月キャッシュのアウトがあり、同額が経費になりますので、キャッシュフロー上は利益とキャッシュに差が生じません。

一方、購入の場合には、購入した年には大きなキャッシュのアウトがありますが、その資産は減価償却分しか経費になりませんので、利益は出ているのにお金は残らないということが起こります。しかし、翌年以降はキャッシュのアウトはないのに、減価償却費が経費になりますので、利益よりもお金が残ってくるということが起こります。

第3章 歯科医院にお金が残らない本当の理由

4 赤字なのにお金が残る3つのカラクリ

今度は逆に、利益よりもキャッシュが残るケースを見てみましょう。

①2年目以降の減価償却費

前述のように、2年目以降の減価償却費は経費にはなりますが、お金は資産を購入した1年目に出ていますので、2年目以降は「お金は出ないのに減価償却費という経費が出ている」ことになり、利益は減ります。

そのため、利益よりも実際のキャッシュのほうが多く残ることになります。

②保険請求収入は2ヵ月ズレる

歯科医院の場合、保険の売上は、患者さんからもらう一部負担金と、社保・国保からもらう請求分があります。

たとえば、今月（3月）の保険点数が35万点だったとしましょう。1点は10円ですから、保険の売上は350万円ということになります。そのうち、患者さんから一部負担金として、すでにもらった金額が70万円だとすれば、残りの280万円は2ヵ月後に社保・国保から入金されることとなります。

会計上、収入はお金が入金された時ではなく、もらうべきことが確定した時に計上され、費用はお金を支払った時ではなく、支払うべきことが確定した時に計上されます。これは、発生主義と呼ばれるもので、これにより、実際のキャッシュの増減と、利益

図表22　　　　　　　保険収入のズレ

	1月	2月	3月
窓口負担金	90万円	100万円	70万円
保険請求分	300万円	310万円	280万円
点数	39万点	41万点	35万点
売上	390万円	410万円	350万円
キャッシュは？			？？？

の増減に時間のズレが生じます。

〔図表22〕の場合、3月の保険収入は窓口負担金の70万円と、2ヵ月後に入金される280万円を足した350万円となります。窓口負担分として70万円はすでに患者さんからもらっていますが、今月入金される社保・国保の請求分は、2ヵ月前の請求分300万円となります。

そのため、3月の売上高は350万円ですが、実際のキャッシュは、70万円+300万円=370万円となります。

逆に、2ヵ月前の保険請求分が200万円であれば、今月の実際のキャッシュは70万円+200万円=270万円となり、試算表上の売上よりも実際のキャッシュが少なくなるというわけです。

③新規の借入

借入を返済した場合には、利益よりも実際のキャッシュが減ることになりますが、逆に新規で借入を起こした場合、これは収入にはなりませんので、利益が増えることはありません。しかし、お金は借入をした金額だけ増えることになります。

5 利益とキャッシュがなぜ合わないのか？

キャッシュフロー経営の基本は、利益と自由に使えるお金がイコールにはならないことです。その大きな理由は、前章で述べたとおりです。

このキャッシュと利益のズレは、貸借対照表と損益計算書の関係を理解できればもっとわかりやすくなります。

図表23 　　　　貸借対照表と損益計算書

【1】　貸借対照表

資産	負債
	資本（元入金）
	利益

【2】　損益計算書

| 費用 | 収益 |
| 利益 | |

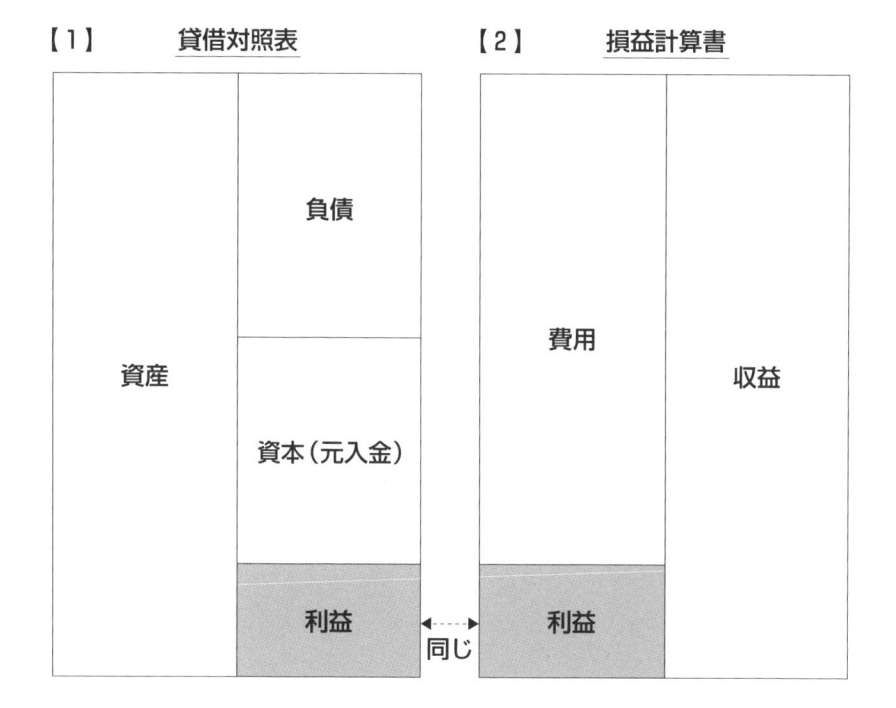

←同じ→

図表24　　　　　　　試算表から抜粋した貸借対照表

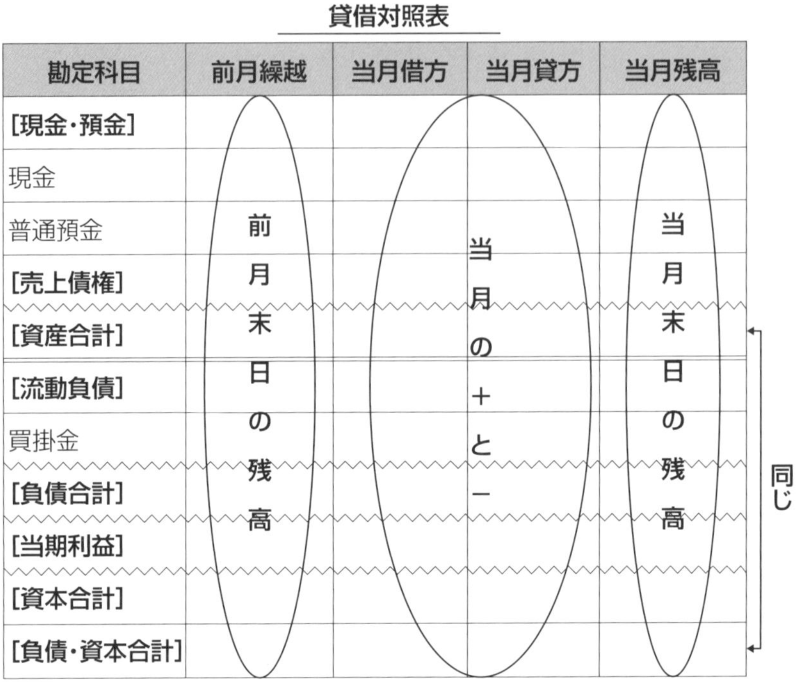

貸借対照表

勘定科目	前月繰越	当月借方	当月貸方	当月残高
[現金・預金]				
現金				
普通預金	前月末日の残高	当月の＋と−		当月末日の残高
[売上債権]				
[資産合計]				
[流動負債]				
買掛金				
[負債合計]				
[当期利益]				
[資本合計]				
[負債・資本合計]				

前月繰越・当月残高の列について「同じ」

「**売上が増えれば○○が増える**」

「**経費が増えれば○○が減る**」

この○○には同じものが入ります。さて、○○に当てはまる文字は何でしょうか？

多くの先生が「利益」もしくは「お金」「現金」「預金」などの文字を入れられたのではないでしょうか。

そうなのです。売上が増えれば利益が増え、お金が増える。そして、経費が増えれば利益が減り、お金が減る——　一部例外を

第3章　歯科医院にお金が残らない本当の理由

除けば、これが会計の基本中の基本なのです。

　このような一連のお金の流れを表したものが「貸借対照表」と「損益計算書」です。貸借対照表と損益計算書には、とても深い関係があります。

　貸借対照表には「資産の部」と「負債・資本の部」があります。資産の部とは、貸借対照表の左側〔図表23〕です。それに対し、負債・資本の部は右側を表します。

　この場合、資産の部の合計（左）と負債・資本の部の合計（右）は同じ金額になります。

　〔図表24〕は、試算表の貸借対照表の抜粋です。一番左の勘定科目には、資産の項目と負債の項目があります。勘定科目には、その数字が何を表すのかが書いてあります。

≪用語解説≫ 資産・負債とは？

資産ってなに？

資産は「あったらうれしいモノ」と覚えてください。これには形があるものが多いのですが、形のないものもあります。現金や預金、機械や内装設備のほか、売掛金・未収入金・前払金・立替金・貸付金などがあります。

売掛金とは、商品を売ってまだ回収できていないもの。あったらうれしいと思いませんか？　いずれ回収できて現金が増えるのですから。その他のものも同じです。未収入金はまだもらっていないお金。いずれもらえますので「あったらうれしい」ですよね。前払金も先にお金を支払っているという科目ですので、「あったらうれしい」。もう支払わなくてもいいのですから。

★ポイント★　資産＝「あったらうれしいもの」

負債ってなに？

負債は、資産の逆で「あったら嫌なもの」です。

負債の代表例は借入金ですね。その他、預り金や未払金などがあります。預り金は預かっているだけで、いずれ支払わないといけませんし、未払金もまだ払っていないお金ですので、いずれ支払わなければならないというものです。こんなものは「あったら嫌」ですよね。

★ポイント★　負債＝「あったら嫌なもの」

6 貸借対照表の読み方

　貸借対照表には、まず資産の部の項目がずらっと並んでおり、その次に負債・資本の部の項目が並んでいます。

　そして、「**前月繰越**」の欄には、**前月末時点での資産と負債の金額**が載っています。そして、「**当月借方**」「**当月貸方**」の欄には、**当月の資産・負債の増減**が載ってきます。

　資産は、増えたら左に数字を記入することになっていますので、当月借方の欄に、減ったら右に記入しますので、当月貸方の欄に記入します。そして、前月繰越＋当月借方－当月貸方の金額が「当月末時点での資産」となり、「当月残高」に記入されます。

図表25　　　　　　　　貸借対照表の資産の部

勘定科目	前月繰越	当月借方	当月貸方	当月残高
[現金・預金]				
現金	①	②	③	＝①＋②－③
普通預金	①	②	③	＝①＋②－③
[売上債権]				
[資産合計]	①	②	③	＝①＋②－③

　逆に、**負債は増えたら右に**記入することになっていますから、当月貸方の欄に、減ったら左に記入しますので、当月借方に記入します。そして、前月繰越＋当月貸方－当月借方の金額が「当月

図表26 　　　　　　　　貸借対照表の負債の部

勘定科目	前月繰越	当月借方	当月貸方	当月残高
[流動負債]				
買掛金	④	⑤	⑥	＝④＋⑥－⑤
[負債合計]	④	⑤	⑥	＝④＋⑥－⑤
[当期利益]				
[資本合計]				
[負債・資本合計]				

末時点での負債」となり、「当月残高」に記入されるというわけです。

　つまり、「当月残高」には、前月末日時点での資産・負債に、当月の資産・負債の増減を反映させて、当月末日時点での資産・負債を表しているということです。

7 図解：利益とキャッシュの関係

　では、貸借対照表と損益計算書には、どのような関係があるのでしょうか。まず、先ほどの「会計の基本」を見ましょう。

　売上が増えれば利益が増え、お金が増えます。そして、経費が増えれば利益が減り、お金が減ります。

　これを貸借対照表と損益計算書で見ると、次のようになります〔図表27〕。

図表27 ─ 貸借対照表・損益計算書の変化

①売上が増えた場合の貸借対照表・損益計算書の変化

貸借対照表

資産	負債
	資本（元入金）
	利益

損益計算書

| 費用 | 収益 |
| 利益 | |

→ 現金増加　利益増加　売上増加 ←

↓

貸借対照表

資産 ↕	負債
	資本（元入金）
	利益 ↕

損益計算書

| 費用 | 収益 ↕ |
| ⇧ 利益 | |

売上が増えたことで、収益・資産（現金）・利益が増えた!!

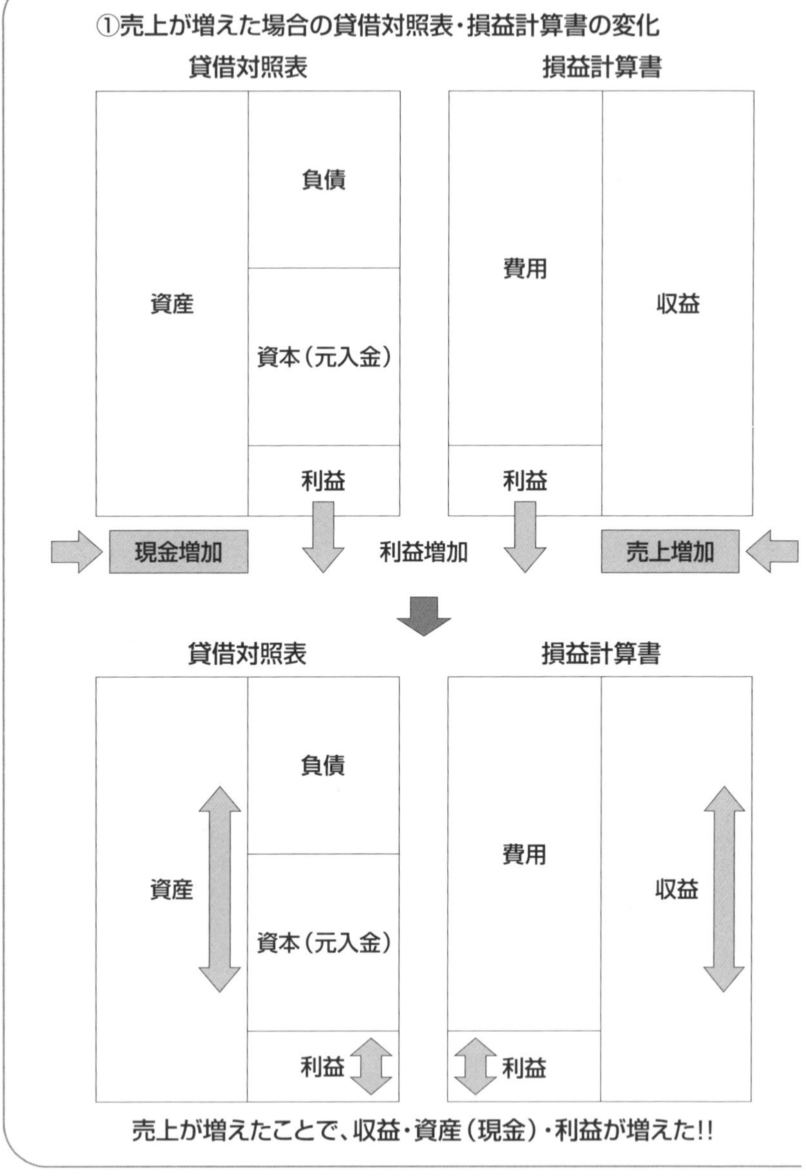

第3章　歯科医院にお金が残らない本当の理由

②経費が増えた場合の貸借対照表・損益計算表の変化

貸借対照表

資産	負債
	資本（元入金）
	利益

損益計算書

| 費用 | 収益 |
| 利益 | |

現金増加　　　　　　　　利益は押し下げられる！

※現金が貸借対照表の右にきたということは、現金が減ったということ。

貸借対照表

資産	負債
	資本（元入金）
	利益

損益計算書

| 費用 | 収益 |
| 利益 | |

経費が増えたことで、費用が増え、資産（現金）・利益が減った!!

8 これだけは押さえよう！仕訳の基本

(1) 仕訳ってどういうことなの？

ここで、決算書・試算表のそれぞれの要素を順番に一つひとつ見ていくことにしましょう。

資産とは、現金や預金、車両や機械など目に見えるものから、売掛金・前渡金・立替金・未収入金などがあります。

負債とは「買掛金」や「借入金」などです。

収益とは「売上」や「雑収入」などです。

費用には「仕入」や「役員報酬」「通信費」「図書研修費」などがあります。

貸借対照表・損益計算書を見れば、どの勘定科目がどの要素に該当するのかがわかります。

たとえば「電話代」は「通信費」という費用に該当するため、損益計算書に載ってきます。そのときに支払ったお金は「現金」という資産に該当し、貸借対照表に載ってきます。

「窓口で患者さんから受け取る一部負担金」は「保険窓口収入」という収益に該当します。そのときに受け取ったお金は「現金」という資産に該当するわけです。

会計がややこしく感じられるのはこのあたりです。

お気づきでしょうか。実は、**1つの取引**に、**勘定科目は2つ**出てくるのです。

上記の例で説明しますと、「電話代を現金で支払う」という取

第3章 歯科医院にお金が残らない本当の理由

引には、「通信費」という費用と「現金」という資産が出てきます。これを表すものが「仕訳」と呼ばれるものです。

　左のことを会計用語では借方（かりかた）、右のことを貸方（かしかた）と呼びます。

　これには覚え方があります。「かりかた」と「かしかた」は「り」と「し」以外は同じですよね。この「り」と「し」のひらがなの跳ねている方向を見てください。「り」は左に跳ねています。「し」は右に跳ねています。よって、「かりかた」は左、「かしかた」は右と覚えることができます。

　それでは、ひとつ例を出しましょう。

（例）　窓口で患者さんから窓口負担金の800円をもらいました

　患者さんから窓口でお金をもらったのだから、「現金」という「資産」が800円増えます。この800円は、売上ですので収益です。「保険窓口収入」という「収益」が、800円増えることになります。

　よってこの取引は、**資産の増加、収益の増加**です。

　資産は増加すれば左（借方）、収益は増加すれば右（貸方）に書きますので、

現　　金　800　／　保険窓口収入　800

というふうに書きます。これが仕訳と呼ばれるものです。

　ここで大切なポイントは、仕訳はこのように**右と左に同じ金額**がくるようになっているということ。「左」と「左」という取引

はありません。

たとえば、資産が増えて（左）費用が増える（左）ということはありません。また、資産が減って（右）費用も減る（右）ということもありません。

その他の組み合わせについても、同じことがいえます。また、右と左に異なる数字がくることもありません。

もうひとつ例をあげてみましょう。

> （例）　待合室の花を1,000円で購入しました。お金は現金で支払いました。

これは、費用の増加（左）と資産の減少（右）です。

> 備品消耗品費（費用）1,000／現　　金（資産）1,000

先ほどからあえて「借方」「貸方」といわずに「左」「右」といっているのは、「借方」「貸方」ではわかりにくいからです。左、右でも、仕訳をするにあたっては何ら問題ありません。むしろ、こちらのほうがわかりやすいと思います。

ただ、会計の帳簿などは、すべて「借方」「貸方」と書いてあります。また、税理士さんも借方、貸方と難しく説明します。そのときは、「借方」は左、「貸方」は右のことだなと、本書の説明を思い出してください。

では、次の取引はどのように仕訳をするのでしょうか。

第3章　歯科医院にお金が残らない本当の理由

> （例）　自費の診療に使う材料をまとめて 90,000 円で購入しました。でもお金はまだ支払っていません。再来月に通帳から引き落としされる予定です。

> 診療材料仕入（費用）90,000 ／買 掛 金（負債）90,000

　「モノ」を購入しましたので費用が増加しましたが、お金は出ていっていません。この場合、仕入業者に対する「買掛金」という負債が増えたのです。つまり、いつかは返さなければならないものです。あったら嫌ですよね。これが負債です。

　次のようなケースはどうでしょう。

> （例）　ユニットを 300 万円で購入しました。

> 工具器具備品（資産）3,000,000 ／現　　　金（資産）3,000,000

　これは「資産」が減って「資産」が増えた取引の仕訳です。
　なぜ、先ほどの花の購入と同じように、現金で「モノ」を購入したのに、費用となる場合と資産となる場合があるのでしょうか。それは、金額の違いによるものです。
　すでにご説明しましたように、税法上は、10万円未満の「モノ」は購入した年中に、すべて経費（費用）とすることができます。しかし、10万円（2007年現在は一定の要件のもと30万円）以上の「モノ」については「耐用年数」と呼ばれる期間にわたって費用化されることとなっているのです。たとえば、自動車なら6

年間にわたって毎年経費に入れていくわけですね。

　ですから、何か「モノ」を買ったときは、金額によって資産になるのか、経費になるのかを見てください。

(2) 医院の1日のお金の流れを仕訳すると……

　それでは、1日のお金の流れを仕訳してみましょう。

　6月1日・窓口の入金が100,000円ありました。

　　　　　（内、自費売上30,000円、歯ブラシ売上1,000円）
　　　　　（入金についてはすべて普通預金に入れました）
　　　　・現金から薬品代3,000円を支払いました。
　　　　・スタッフが医院で飲むお茶1,000円を現金で購入しました。
　　　　・補綴の材料を200,000円分購入しました。来月に普通預金から引き落とされる予定です。

これを仕訳すると、6月1日の取引は次のようになります。

普通預金（資産）	69,000 ／	保険窓口収入（収益）	69,000
普通預金（資産）	30,000 ／	自由診療収入（収益）	30,000
普通預金（資産）	1,000 ／	雑　収　入（収益）	1,000
薬品仕入（費用）	3,000 ／	現　　　金（資産）	3,000
福利厚生費（費用）	1,000 ／	現　　　金（資産）	1,000
診療材料仕入（費用）	200,000 ／	買　掛　金（負債）	200,000

　そして、6月1日以外は診療をお休みし（こんなことはまずありえませんが……）、1ヵ月間の取引がその1日だけしかなかっ

第3章　歯科医院にお金が残らない本当の理由

図表28　　　　　　　6月の貸借対照表

貸借対照表

勘定科目	前月繰越	当月借方	当月貸方	当月残高
[現金・預金]				
現金	50,000		4,000	46,000
普通預金	2,000,000	100,000		2,100,000
[売上債権]				
[資産合計]	120,000,000	100,000	4,000	120,096,000
[流動負債]				
買掛金	100,000		200,000	300,000
[負債合計]	90,000,000		200,000	90,200,000
[当期利益]	600,000	−104,000		496,000
[資本合計]	30,000,000	−104,000		29,896,000
[負債・資本合計]	120,000,000	−104,000	200,000	120,096,000

たと仮定します。すると、6月の貸借対照表と損益計算書〔図表28〜図表29〕のようになります。

第2章でもお話ししましたとおり、左端の「前月繰越」には前月までの累計が載っています。つまり、貸借対照表には5月末日時点での資産と負債が、損益計算書には5月末日までの収益と費用が載っています。そして、当月借方、当月貸方に当月の仕訳（お金の出入り）が記入され、当月残高として6月までの累計が載ってくるというわけです。

図表29　　　　　　　　　6月の損益計算書

損益計算書

勘定科目	前月繰越	当月借方	当月貸方	当月残高
[売上高]				
保険請求収入	6,500,000			6,500,000
保険窓口収入	2,000,000		69,000	2,069,000
自由診療収入	500,000		30,000	530,000
雑収入	50,000		1,000	51,000
[収入合計]	9,050,000		① 100,000	9,150,000
[売上原価]				
診療材料仕入	1,700,000	200,000		1,900,000
薬品仕入	100,000	3,000		103,000
[売上原価合計]	1,800,000	② 203,000	③ ①−②	2,003,000
[売上総利益]	7,250,000		−103,000	7,147,000
[経費]				
福利厚生費	3,000	④ 1,000		4,000
〜〜〜	〜〜〜	〜〜〜	〜〜〜	〜〜〜
[経費合計]	6,650,000	1,000	⑤ ③−④	6,651,000
[当期利益]	600,000		−104,000	496,000

　ここで、利益は貸借対照表・損益計算書に同じ金額が入っていることがおわかりいただけますでしょうか。損益計算書の利益は貸借対照表にも連動しますので、必ず同じ金額になります。

　このように、それぞれの仕訳を当月欄にパズルのように記入す

れば、貸借対照表・損益計算書が出来上がります。

　先生が毎月、税理士事務所に作成してもらっている試算表は、このようにして作成されているのです。

　今回はわかりやすくするために１日の仕訳だけで試算表を作成しましたが、実際は１ヵ月の毎日の仕訳の積み重ねによって試算表が出来上がります。

(3) 仕訳がわかるとキャッシュフローもわかってくる

　このように、貸借対照表・損益計算書の仕組みがある程度理解できれば、医院で自由に使えるお金、つまりキャッシュフローが非常によくわかるようになります。

　基本的には、利益＝自由に使えるお金（フリーキャッシュフロー）になります。

　ということは、収益を増やすか費用を減らせば、現金・預金（キャッシュ）は増えるということになります（当たり前の話ですが……）。

　しかし、実際は利益と自由に使えるお金の間に誤差が生じてきます。よって、キャッシュフロー経営を行うためには、この誤差を理解しなければなりません。

　たとえば、利益は減っているのに、キャッシュは減らないという仕訳があります。ほとんどの仕訳がキャッシュの増減をともなうのですが、中には、キャッシュの増減をともなわない仕訳が出てきます。

　では、この６月１日の仕訳のうち、キャッシュの増減をともな

わないものはどれでしょうか？　そうです。最後の仕訳ですね。

> ★診療材料仕入（費用）200,000／買 掛 金（負債）200,000

　これは、診療材料を仕入れたけれども、そのお金はまだ支払っていないというものです。

　通常、収益が増えれば利益が増え、同額のキャッシュが増えます。逆に、費用が増えれば利益が減り、同額のキャッシュが減ることになります。

　しかし、この仕訳を見てみると、費用が増えていますので、利益は減少し、キャッシュは減るはずですが、実際にこのお金はまだ支払われていない（キャッシュという資産が減少する代わりに、買掛金という負債が増えた）ため、キャッシュは減っていないのです。

　この買掛金を7月にお通帳から支払ったとすると、その7月の仕訳は、次のようになります。

> ★買 掛 金（負債）200,000／普通預金（資産）　200,000

　結局、支払のタイムラグが生じているだけで、まとめると次のようになります。

> 6月　診療材料仕入(費用)200,000／~~買 掛 金（負債）200,000~~
> 7月　~~買 掛 金（負債）200,000~~／普通預金（資産）200,000
> →　　診療材料仕入(費用)200,000／普通預金（資産）200,000

　このように、現預金の増減をともなわないものを把握しておくことは、キャッシュフロー経営を行う上で非常に重要です。

9 売上は高いのにお金が残らない医院が陥る６つの罠

　現在、多くの歯科医院では、次のいずれかの問題を抱え、悩んでいます。

　(1) 売上が上がらないので、お金が残らない。

　(2) 売上は上がっているけれど、お金が残らない。

　(1)を解決する方法は、ずばり、**売上を上げる**こと。当たり前といえば当たり前。非常に明確です。

　では、(2)はいかがでしょうか？

　通常、売上が上がればそれにともなってお金も残ってくるはずです。でも、本当に残っていない、通帳の残高を見ても確かに減っている——このような場合には、次の６つのいずれかに該当することがほとんどです。

〔罠その１〕**人件費が高すぎて、利益が出ない**

　歯科医院経営でもっとも利益を圧迫する経費が、スタッフの人件費です。これが高すぎると、医院で利益が出ません。もちろんお金も残っていきません。しかし、スタッフの給与は高いのか低いのか、なかなか判断がむずかしいところです。

　そこで、人件費が高くなっていないかどうかは、労働分配率の指標を利用します（**62**ページ参照）。

　労働分配率は低いほうが、キャッシュが残ります。労働分配率を減らそうと思えば、人件費を削減するか、粗利を増加させるかのいずれかになります。つまり、労働分配率が毎年上がっている

ということは、経営の効率が悪くなっているということを意味します。

労働分配率は、できれば毎月試算表でチェックするようにしたいものです。

〔罠その２〕接待交際費などの固定費が高すぎて利益が出ない

接待交際費などの固定費がきわめて高い場合にも、お金は残ってきません。とくに気をつけなければならないのが「ゴルフ代」です。

ゴルフ代に年間30万円使うのであれば、30万円払って経営セミナーに参加しましょう。もしくは30万円分の本を読みましょう。いちばん効率的な投資、それは「自分に対する投資」です。

それ以外にも注意が必要なのが「広告費」です。

広告費は、必ず効果を測定してください。問診表に「何を見て当院を知りましたか？」という項目をつくり、どの媒体からの患者数が多いのかを測定してください。そして、効果が上らない広告はすぐにストップしましょう。

毎年効果が上らない広告媒体で、いきなり効果が出る確率はゼロです。

〔罠その３〕役員報酬が高すぎて、利益が出ない

医療法人の場合、役員報酬が高すぎると、医院に残るお金が少なくなります。しかし、これは実際に残っていないのではなく、個人に分散されているのです。

医院に残しておくのか、役員報酬で個人に分散するのか、このあたりのバランスは、個人と法人の税率を考えて検討します。

通常、所得が多くなると、個人の所得税よりも法人税のほうが

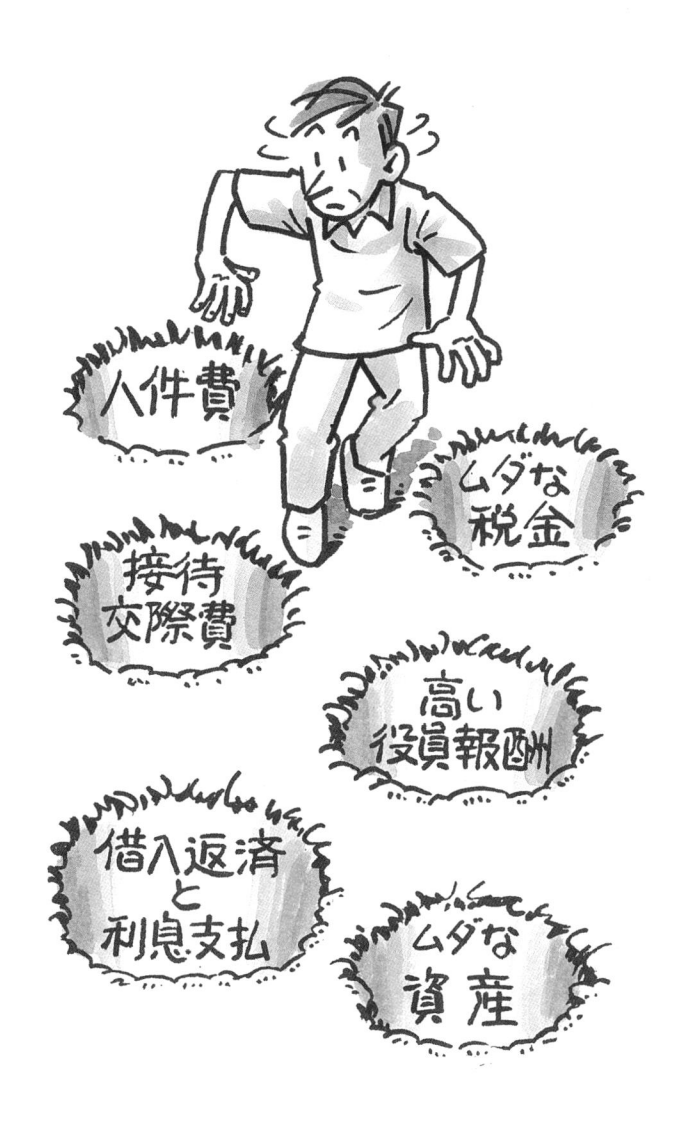

第3章　歯科医院にお金が残らない本当の理由

こんなにある罠、罠……

低くなりますので、医療法人成りを検討します。医療法人を設立しても、不必要に役員報酬をたくさん出してしまうと、これは個人の「給与所得」となり、高い所得税が課税され、結局トータルの税金が多くなってしまうことがあります。

　私がよく利用する医療法人を使った節税方法は、役員退職金を使ったスキームです。役員退職金は法人でも損金に算入できますし、個人では「退職所得」となり、給与所得よりも税金が優遇されます。

　そのため、医院にある程度のお金をプールしておき、最終的に退職金として個人に支払います。ただ、生活費・教育費など、毎月の最低限のお金は役員報酬で確保してください。

〔罠その4〕ムダな税金を払いすぎている

　個人の場合では、措置法を使ったほうが有利なのかどうか（155ページ参照）、小規模企業共済等の所得控除はフルに利用しているかどうか（150ページ参照）……など。医療法人では、役員報酬の金額は妥当か、所得分散がはかれているかどうか（168ページ参照）、消費税は簡易課税を使ったほうが有利なのか（159ページ参照）……など、税金にはいろいろな節税の方法があります。

　これらをすべて再検討して、ムダな税金が支払われていないか確認してみてください。

〔罠その5〕借入返済と利息支払が、キャッシュを食いつぶしている

　医院のお金を食いつぶす一番大きな原因は「借入の返済」でしょう（73ページ参照）。

第3章　歯科医院にお金が残らない本当の理由

借入返済の元金は経費になりませんので、利益は出ているのにお金がないという事態が発生します。

その一方、利益は出ていますから、税金は支払わなければなりません。そして、税金を支払った後のお金から借入返済を行いますので、借入返済がキャッシュフローを圧迫する一番の原因になります。

なお、過去からの借入で金利が高いものは、借り換えも検討してみましょう。

最近は非常に金利も低くなっているため、借り換えれば有利になるケースもあります。しかし、この場合、担保の抵当権の変更など、余分なキャッシュが出ていきますので、それも踏まえて検討してください。

それに、カードローンなど金利が高いものは、真っ先に返済してください。

〔罠その6〕節税しようと、ムダな資産を買いすぎている

節税対策で、期末にチェアを購入したりすることがあるかと思いますが、期末での資産の購入は、あまり節税には効果がありません（140ページ参照）。

なぜなら、資産は全額が1年で経費とならず、減価償却により経費となるためです。結局、少しだけ節税にはなりますが、それ以上にキャッシュが出ていくこととなります。

ですから、節税のために資産を購入する場合には、それが本当に必要なものなのかどうか、一呼吸おいてから購入を検討してみてください。

第4章

医院にお金を残すキャッシュフロー経営のノウハウ

1 簡易キャッシュフロー計算書のつくり方

この章では、キャッシュフローの計算方法をマスターすることにしましょう。

ストラック図を使えば、医院の利益構造がすっきりしましたね。しかし、自由に使えるお金はストラック図からはわかりません。そこで、まずは簡易キャッシュフロー計算書を作成します。

図表30　　　　簡易キャッシュフロー計算書

①	利益	
②加算項目	減価償却費	
	新規の借入	
③減算項目	資産の購入	
	借入金返済	
	税金	
	個人的支出	
①+②−③	フリーキャッシュフロー	

まず、①に利益の金額を入れます。利益の金額はストラック図や試算表からもってきます。

そして、利益にプラスされるお金を入れます。利益にプラスさ

第4章　医院にお金を残すキャッシュフロー経営のノウハウ

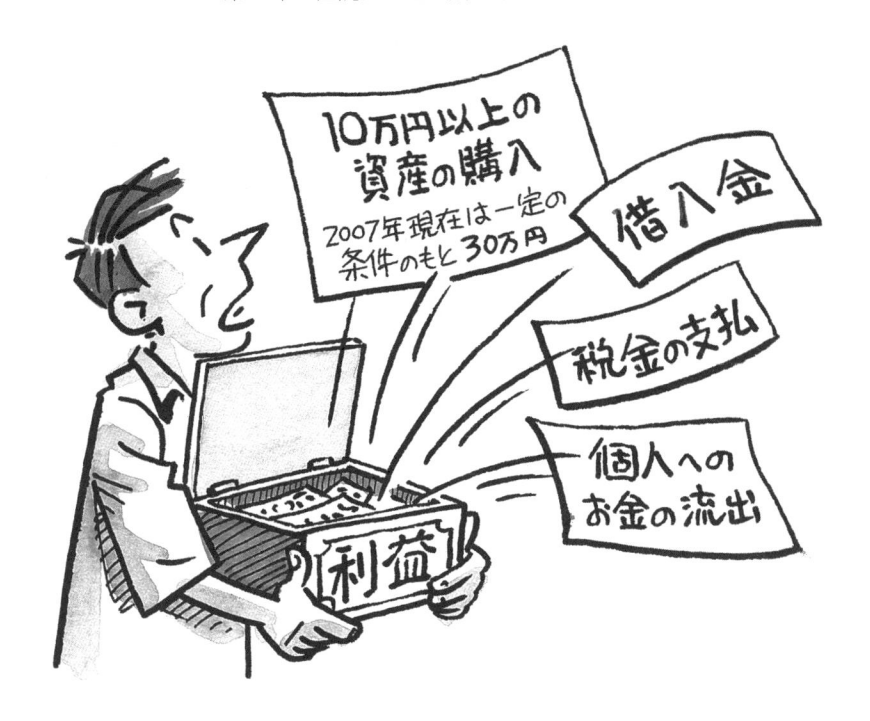

れるお金は「**減価償却費**」「**新規の借入金**」でしたね。

　次に、利益からマイナスされるお金を入れます。まず利益からマイナスされるものは、「**10万円（2007年現在は一定の条件のもと30万円）以上の資産の購入**」「**借入金**」「**税金の支払**」「**個人へのお金の流出**」の4つです。

　これ以外にも、保険請求収入の計上時期と入金時期のズレなども、キャッシュフロー上調整する必要がありますが、これは単に入金時期がズレるだけですので、キャッシュフロー上は考慮しません。

　仕入れを買掛金計上している場合にも、支払と経費計上の時期

がズレますが、これも時期がズレるだけですので、キャッシュフロー計算書上は考慮しないこととします。

その他にも、利益とフリーキャッシュフローに差異をもたらす要因はたくさんありますが、歯科医院経営に大きな影響を与えるこの重要な20％だけを理解すれば、キャッシュフローの80％は理解できます。

簡易キャッシュフロー計算書の減価償却費は、損益計算書に載っていますし、税金は社保から天引きされていますので、社保の通知書を見ればわかります（医療法人の場合には天引きされません）。

なお、税金がいったいいくらなのか、いくら払っているかわからないという先生は、顧問税理士さんにでも尋ねれば簡単に答えてくれるはずです。

また、借入金の返済額は前月の貸借対照表に載っている借入金の残額から、当月の借入金の残額をマイナスすれば、返済した借入金の金額がわかります。

具体的に試算表のどの部分の金額を見ればよいのかは、次で詳しくご説明いたします。

これらの数字をすべて入れることができれば「自由に使えるお金＝フリーキャッシュフロー」が計算できます。

このように、利益にプラス項目とマイナス項目を入れて、フリーキャッシュフローを計算します。

第4章　医院にお金を残すキャッシュフロー経営のノウハウ

2 キャッシュフローストラック図で自由に使えるお金がわかる

では、簡易キャッシュフロー計算書をストラック図に反映させてみましょう〔図表31〕。

図表31　簡易キャッシュフロー計算書をストラック図に……

```
┌─────────┬─────────┐  ┌──────────────────────────┐
│         │    ①    │  │ ①借入の返済   ④個人へのお金 │
│         │         │  │ ②10万円以上の    の流出    │
│         ├────┬────┤  │   資産       ⑤減価償却費   │
│         │ ②  │    │  │ ③税金の支払   ⑥新規の借入  │
│   利益   ├────┤ ⑥  │  └──────────────────────────┐
│         │ ③  │    │         フリー
│         ├────┼────┤       キャッシュ
│         │ ④  │ ⑤  │         フロー
│         │    │    │
└─────────┴────┴────┘
```

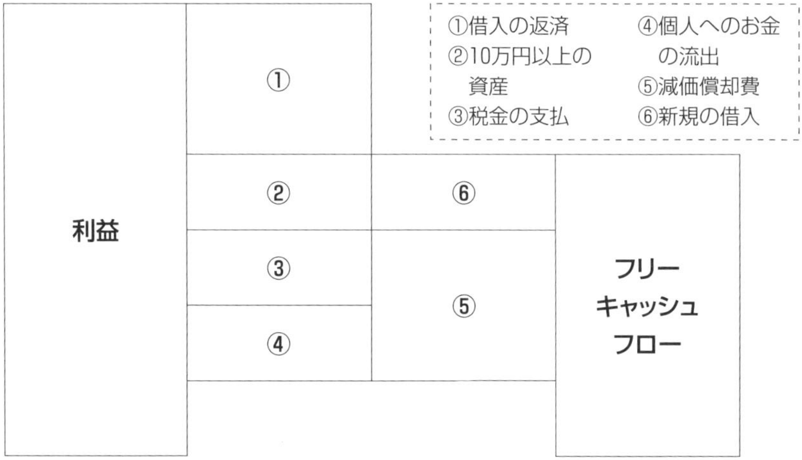

書き方としては、ストラック図の利益の横に、加算項目・減算項目をくっつけるだけです。

まず、ストラック図から利益の金額を抜き出します。

そして、その利益からマイナスされる①〜④を引き、利益にプラスされる⑤、⑥を足します。

キャッシュフローストラック図を全体で見ると、〔図表32〕のようになります。

図表32 キャッシュフローストラック図

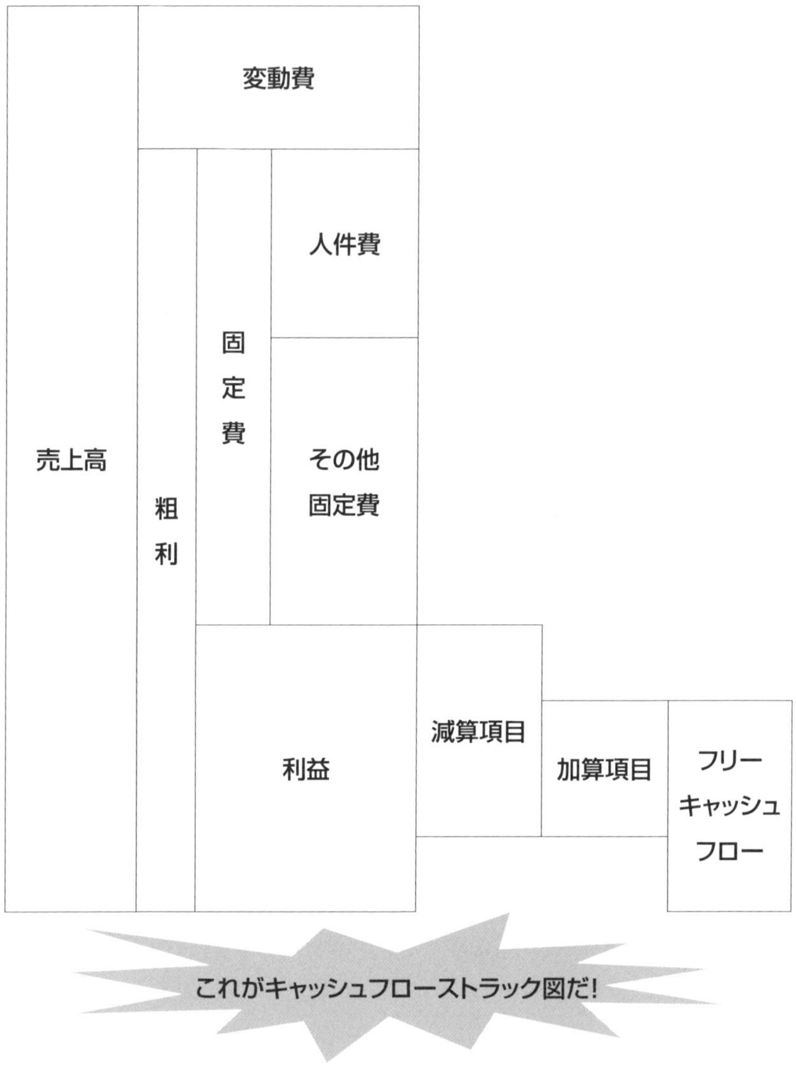
売上高
変動費
粗利
固定費
人件費
その他固定費
利益
減算項目
加算項目
フリーキャッシュフロー
これがキャッシュフローストラック図だ!

3 試算表からキャッシュフローストラック図を作成してみよう！

　試算表のどの数字を、キャッシュフローストラック図に当てはめればよいのかを見てみましょう。

　試算表の数字をストラック図に当てはめて利益を出すところまでは、第3章でご説明しましたので、ここでは、利益に加算・減算される金額を試算表から把握します。

　加算・減算される金額は、試算表の貸借対照表を見ればわかります〔図表33〕。

①借入金の返済

　借入金は会計上、「長期借入金」となっていることがほとんどです。

　この長期借入金は負債ですので、増えれば右側、減れば左側に記入することになっています。そのため、借入金がいくら減ったかは、「長期借入金」の左側に入っている金額を見ればわかることとなります。

②10万円以上の資産の購入

　資産は増えれば左側に記入します。たとえば、チェアが増えれば、チェアは会計上「工具器具備品」に分類されますので、工具器具備品の左側の金額を見ればわかることになります。

③税金の支払

　個人の場合、税金は社保から控除されることとなります。私の事務所では、社保から控除される税金は「源泉所得税」という資

図表33 試算表の貸借対照表

勘定科目	前月繰越	当月借方（左側）	当月貸方（右側）	当月残高
[現金・預金]				
現金				
普通預金				
現金・預金合計				
[売上債権]				
保険未収入金				
売上債権合計				
[棚卸資産]				
診療材料				
棚卸資産合計				
[他流動資産]				
短期貸付金		④個人へのお金の流出		
源泉所得税		③税金の支払		
他流動資産合計				
流動資産合計				
[有形固定資産]				
建物		②資産の購入	（⑤減価償却費）	
附属設備		②資産の購入	（⑤減価償却費）	
機械装置		②資産の購入	（⑤減価償却費）	
車両運搬具		②資産の購入	（⑤減価償却費）	
工具器具備品		②資産の購入	（⑤減価償却費）	
減価償却累計額			⑤減価償却費	
有形固定資計				
[投資等]				
入会金				
投資等合計				
固定資産合計				

第4章　医院にお金を残すキャッシュフロー経営のノウハウ

勘定科目	前月繰越	当月借方（左側）↓	当月貸方（右側）↓	当月残高
[繰延資産]				
[事業主貸]				
事業主貸		④個人へのお金の流出		
事業主貸合計				
資産合計				
[仕入債務]				
買掛金				
仕入債務合計				
[他流動負債]				
未払費用				
短期借入金			④個人からのお金の流入	
他流動負債合計				
流動負債合計				
[固定負債]				
長期借入金		①借入金の返済金額	⑥新規の借入金額	
固定負債合計				
[事業主借]				
事業主借			④個人からのお金の流入	
事業主借合計				
負債合計				
[資本]				
元入金				
控除前所得計				
資本合計				
負債・資本合計				

産の欄（左側）に記入することにしています。

ただし、この勘定科目は会計事務所によってさまざまですので、わからなければ税理士さんに、どこを見ればわかるのか聞いてみましょう。

④個人へのお金の流出

個人へのお金の流出は、医院が個人経営の場合、「事業主貸」という欄の左側に金額がきます。

逆に、個人からお金を打ち入れした場合には、「事業主借」という欄の右側に金額がきます。

たとえば、院長が個人のお通帳から事業用のお通帳にお金を10万円入れれば、現金が10万円増え、事業主借の右側に10万円がきます。

逆に、院長が医院のお通帳から個人のお通帳に30万円を引き出せば、現金が30万円減り、事業主貸の左側にお金がきます。つまり、事業主貸の左側から事業主借の右側を引いた金額が「個人へのお金の流出」金額となります。

個人から事業用お通帳にお金を入れた金額、つまり事業主借の金額のほうが事業主貸の金額より大きければ、④の個人へのお金の流出には、マイナス表記で金額を入れます。

また、医療法人の場合、「事業主貸」「事業主借」という勘定科目はありません。

役員報酬以外で、医療法人のお通帳から院長のお通帳へ引き出したお金は「短期貸付金」という資産の左側に入ります。また、医院のお通帳に院長のお通帳から入金したお金は「短期借入金」という負債の右側にきます。

⑤減価償却費

減価償却費の金額は、「減価償却累計額」の右側にきます。また、減価償却とは、それぞれの資産の価値が目減りしたということで、それを経費にする方法ですので、それぞれの資産から直接マイナスする方法もあります（これを直接法といいます）。

毎月の減価償却費の計上は、直接法を使う場合は少ないので、「減価償却累計額」の右側を見ればよいでしょう。また、減価償却累計額と同じ金額が、損益計算書の減価償却費の左側にきているはずです。

⑥新規の借入

新規の借入を起こした場合、それは負債が増えたということになりますので、「長期借入金」という負債の右側に金額が入ります。

これらの金額をキャッシュフロートラック図に当てはめれば完成です。簡易キャッシュフロー計算書の金額も、同じようにして把握することができます。

4 院長のモチベーションを上げる論理的な目標利益の設定方法

(1)「何となく」で目標を設定していないか？

キャッシュフロートラック図を使えば、論理的な目標設定が可能となります。

私は、決算を終えると、先生といっしょに翌期の目標を設定します。多くの会計事務所でも、決算後に翌期の経営計画を立てていることと思います。

この目標の中で、もっとも重視したいのが、売上目標、そして利益目標です。利益を出さないと設備投資もできないし、患者さんに満足のいくサービスを提供することもできません。そのため私は、歯科医院において利益を出すという行為は、非常に大切なことだと考えています。

しかし、この**売上目標・利益目標**を「**論理的に**」設定できている医院は非常に少ないのではないかと、つくづく感じます。

私が見る限りでは、多くの歯科医院の場合、昨年度の売上や利益を基準にして、「昨年度は利益が1,000万円だったから、今年は10％アップの1,100万円にしよう」というふうに、前期の実績をもとに翌期の目標を設定しています。

多くの会計事務所でも、このような方法で目標設定をしているのではないでしょうか。

確かに、前期の実績を基準に翌期の目標を設定することはひとつのやり方です。しかし、私はこの目標設定の方法はまったく論

理的ではないと考えています。

　ひとつのバロメーターとして前期の実績を参考にするのはよいと思いますが、これだけで、翌期の目標を設定することにはいささか疑問が残ります。

　目標設定は、歯科医院をうまく経営していくための羅針盤づくりだと考えてください。この**羅針盤が間違えたものであれば、歯科医院は違う方向を向いてすすんでいく**ことになりますので、この目標は論理的に設定する必要があるのです。

　たとえば、上記の例でいうと、「10%」という数字の根拠はどこにもありませんし、この部分が1％変わるだけでも、大きく目標に差が出てしまいます。また、論理的ではありませんので、達成できなかったとしても、「この目標設定が間違っていた」ということにしてしまうこともできます。

　そこで、ほとんどの歯科医院で使われていない、論理的な目標設定の方法をお教えしていくことにします。

★ステップ１：投資計画表を作成して予算を立てる

　論理的な目標を立てるために、決算を終えたら、翌期の投資計画表を作成してください。

　この投資計画表には、翌期にどのような投資を行っていくのかを、思いつくままに書き込んでいきます。そして、この投資計画表をもとに、翌期の「目標簡易キャッシュフロー計算書」を作成します。

　この投資計画表には、資産の購入だけでなく、ドクターや歯科衛生士などのスタッフの増員やセミナー代金など、翌期に支出さ

図表34　　　　　　　　投資計画表

	期限 （いつ）	投資対象 （何に）	投資金額	投資による 効果は?	優先順位	検証結果
1						
2						
3						
4						
5						
6						

れるであろう大きな支出はすべて記入してください。

★ステップ2：目標簡易キャッシュフロー計算書を作成する

　次に、目標簡易キャッシュフロー計算書を作成していきます。目標簡易キャッシュフローは、キャッシュフローから目標とする利益を計算するためのものです。

　たとえば、翌期、医院に100のキャッシュを残したいと考えます。すると、フリーキャッシュフローに100を入れます。

　このフリーキャッシュフローは、修繕費の積立金、いざという時の留保金などを考慮して検討します。まったく医院にお金を残さないというのであれば、フリーキャッシュフローにはゼロを入

第4章　医院にお金を残すキャッシュフロー経営のノウハウ

図表35　　　減価償却──定額法と定率法の違い

【定額法】

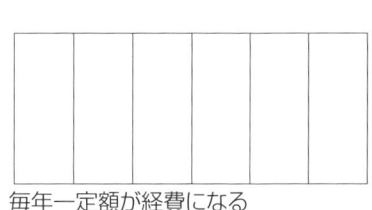

毎年一定額が経費になる

【定率法】

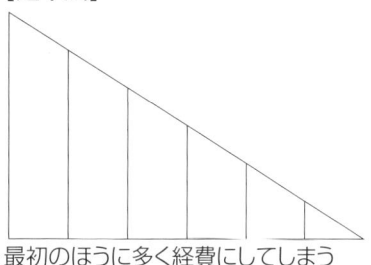

最初のほうに多く経費にしてしまう

れます。

　次に、減価償却費を入れます。減価償却費については、会計事務所に聞けば、翌期の減価償却費はいくらなのかを教えてくれるでしょう。

　減価償却には2つの方法があります。1つは「定額法」そしてもう1つが「定率法」です。

　定額法とは、毎年同じ金額を減価償却していく方法、そして定率法とは最初の年に多めの金額を経費にし、だんだん経費にする減価償却費を減らしていく方法です。

　先生の医院が、定率法を採用していれば、減価償却費は年々減っていくのですが、定額法を採用していれば、減価償却費は毎年一定です。もし減価償却費がわからなければ、前期と同じ金額を入れておきましょう。

　次に、借入金の返済金額を入れます。

　借入金の返済金額は毎年あまり変化がないと思いますので、前年と同じ金額を入れておいてもよいでしょう。もし正確な金額を

知りたいのであれば、金融機関から発行された返済予定表から引っ張ってきます。

そして、どのような資産を購入するのかを検討します。投資計画表から、資産への投資だけをピックアップし、その累計金額を「資産の購入」に入れます。

新規の借入や個人へのお金の流出がある場合には、その金額も入れておきます。個人の医院の場合、院長の給与は経費にはならず、事業用お通帳から先生のお通帳に入ってきたお金は個人へのお金の流出となりますので、生活費として個人へ流すお金もここに入れておきます。

専従者給与をとっている医院で、それを生活費としている医院や、医療法人で役員報酬をとっている場合、そのお金は個人的支出には入れません。

最後に税金を入れます。

年間の税金の計算は非常にややこしいため、昨年の税金の割合を使うとよいでしょう。昨年度の＜税金÷利益＝○○％＞を計算し、そこから、利益を逆算します。

たとえば〔図表36〕のような予算設定をした場合、目標利益はいくらに設定すればよいでしょうか？

決算書の利益が60、それに対する税金が20だった場合、中学時代に習ったXを使った算式を利用すると、

$X + 25 - (70 + 10 + (20 \div 60) X) = 100$

これを展開すると、$X = 232.5$ となります。この場合、税金は77.5となります。つまり、この目標設定の場合の、年間の目標利益は232.5、加算項目は25、減算項目は157.5、キャッシュフロー

第4章　医院にお金を残すキャッシュフロー経営のノウハウ

図表36　簡易キャッシュフロー計算表に数字を入れると……

①	利益	?
②加算項目	減価償却費	25
	新規の借入	0
③減算項目	資産の購入	70
	借入金返済	10
	税金	?
	個人的支出	0
①+②-③	フリーキャッシュフロー	100

⬇

①	利益	232.5
②加算項目	減価償却費	25
	新規の借入	0
③減算項目	資産の購入	70
	借入金返済	10
	税金	77.5
	個人的支出	0
①+②-③	フリーキャッシュフロー	100

は100となるわけです。

　いかがでしょうか。

　「前期の実績の10％増し」などという根拠のない目標設定に比べると、非常に論理的な目標設定になると思います。

　次のステップでは、この簡易キャッシュフロー計算書から、「目標キャッシュフロートラック図」を作成し、論理的な売上目標を設定する方法を説明しましょう。

★ステップ3：モチベーションを上げる論理的な売上目標を設定する

　簡易キャッシュフロー計算書を作成できれば、論理的な目標利益を設定することができます。

　しかし、目標利益がわかっても、毎月の利益を医院経営の目標の指標とすることは大変です。なぜなら、毎月の利益は会計事務所から試算表を見せてもらって、初めてわかるからです。

　会計事務所に作成してもらう試算表の納期は、早くて1ヵ月、遅ければ2ヵ月後になります。ですから、1ヵ月が終わった時点で、その月の経営状態がよかったのか、悪かったのかをスピーディに把握するための指標が必要になります。

　その一番簡単な指標、それが**売上高**です。売上高なら、窓口日計表やレセコンで簡単に把握できるはずです。しかし、この売上高もいくらを目標にすればよいのかわからない先生が非常に多いと思います。そこで、次のステップとして、先ほどご説明しました目標利益から、論理的な目標売上高を簡単に設定する方法を説明していくことにします。

第4章　医院にお金を残すキャッシュフロー経営のノウハウ

図表37　目標キャッシュフロートラック図

売上高?	粗利?	変動費?		
		固定費	人件費?	
			その他固定費?	
		利益 232.5	減算項目 157.5	加算項目 25	キャッシュフロー 100

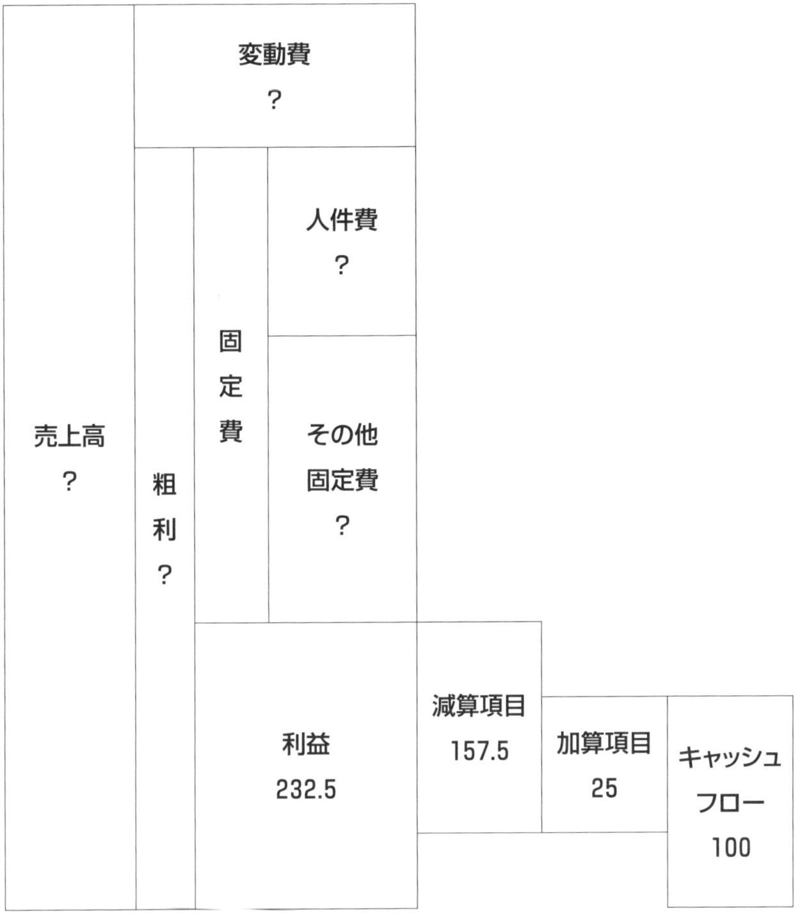

★ステップ4：目標キャッシュフロートラック図を作成する

　論理的な利益を計算するためには、まず簡易版キャッシュフロー計算書を作成します。そこから、目標の利益額を計算します。
　そして、目標キャッシュフロートラック図〔図表37〕を作

成します。先ほどの例〔図表36〕を使うと、100のキャッシュを残すために、利益は232.5必要になります。

次に固定費を計算します。

固定費は売上高が上っても下がっても同じ金額ですので、前期の数字をそのまま当てはめます。

といいたいところですが、ちょっと待ってください。このストラック図は目標を設定するためのものですので、今後使っていくだろうと思われる金額を反映させなければなりません。

たとえば、今期、電話帳広告を新たに50使おうと考えていれば、これは「広告宣伝費」ですので、前期の「その他の固定費」に50を加算します。同じように、歯科衛生士を2人新たに雇用したいと考えていれば、これは人件費ですので、「人件費」に加算します。これらの数字は、すべて投資計画表からもってきます。前期の数字を参考にして、新たな経費や人的投資がある場合には、その金額を加算していきます。

これによって、「人件費」「その他の固定費」が決まりますので、おのずと固定費の合計が決定します。そして、広告宣伝費や人件費が増加した場合、売上高がいくらであれば、それらの増加分を回収できるのかを考えていくのが、目標キャッシュフローストラック図のネライです。

(2) 目標キャッシュフローストラック図を作成する3つのポイント

目標キャッシュフローストラック図を作成するためには、次の3つのポイントをしっかり押さえましょう。

第4章　医院にお金を残すキャッシュフロー経営のノウハウ

> ★ポイント１★　固定費＝人件費＋その他の固定費

　目標の「利益」と「固定費」が計算できれば、次に「粗利」を計算します。「粗利」はストラック図を見てもわかりますように、「固定費」＋「利益」で計算できます。

> ★ポイント２★　粗　利＝固定費＋利　益

　最後に目標売上高を計算します。目標売上高を求めるには、変動費率もしくは粗利率がわかれば計算できます。
　変動費率・粗利率は毎年ほぼ同じ数字になりますので、決算書の粗利率を計算します。粗利率が計算できれば、目標売上高が計算できます。
　粗利率＝粗利÷売上高×100ですので、これを展開すると、
　売上高＝粗利÷粗利率×100となります。

> ★ポイント３★　粗利率＝粗　利÷売上高×100
> 　　　　　　　売上高＝粗　利÷粗利率×100

　このように、利益から逆算して目標売上を設定するわけです。そして、これを12(ヵ月)で割ったものが毎月の売上高の目標となるわけです。いかがでしょうか？
　「前期の10％増し」などという目標よりも、よほど論理的な目標の設定方法だといえるのではないでしょうか。
　これからは、論理的に数字を把握していくことが大切となります。１時間もあれば簡単に目標が立てられますので、一度チャレンジしてみてください。

5　目標売上を達成するための1日の来院患者数は？

　売上目標が決まれば、目標とする1日の患者さんの数もわかります。目標売上を達成するには、いったい1日何人の患者さんを診ればよいのでしょうか。

　たとえば、毎月の売上目標が500万円だったとしましょう。この場合、何人の患者さんを診れば、目標売上を達成することができるのでしょうか？

　これを知るためには、まずレセコンから前期の延べ患者数を把握します。次に、前期の実際の売上高を見ます。売上高は、保険と自費、雑収入を合計したものを使います。延べ患者数が5,000人で、売上高が4,000万円だった場合、患者1人当たり単価は8,000円ということになります。

　ですから、目標売上の500万円を達成するには、何人の患者さんがくればよいのかと考えるのです。そうすると、

　　500万円÷8,000円＝625人

となり、1ヵ月に625人、稼働日数が22日だったら、1日平均約28人の患者さんを診れば、目標売上を達成することができるというわけです。

　前期の1日来院患者数が平均25人とすると、今回の計画を目標どおりに達成するためには、毎日3人の患者さんを増やせばよいということがわかります。

　このように、すべてを数字で落とし込んで、論理的に経営の目

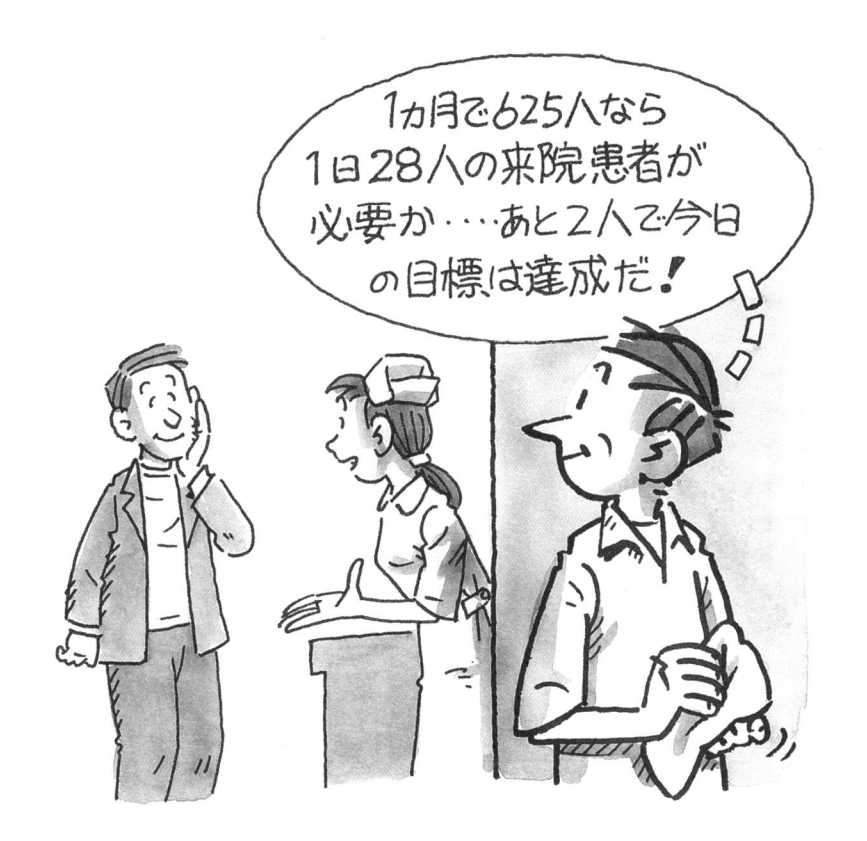

第4章 医院にお金を残すキャッシュフロー経営のノウハウ

標を立てることで、医院経営は加速的に成長をしていきます。伸びている歯科医院は、必ずこのような具体的な目標を持っているものです。

　これからの歯科医院に求められること、それは合理的な経営です。合理的な経営を行うために、論理的な目標設定は欠かせません。この方法を使えば、明日からでもすぐに論理的な目標設定が可能ですので、ぜひ実践していただきたいと思います。

第5章

歯科医院のための資金調達方法

1 代表的な資金調達方法にはどんなものがあるか？

　それでは、どうしてもお金が回らなくなったら、どのようにすればよいのでしょうか？

　歯科医院の代表的な資金調達方法には、次の3つがあります。

　①院長個人からお金を借りる

　一番手っ取り早く医院の資金を調達する方法は、院長個人からお金を借りることです。

　個人事業主の場合、院長個人のお通帳から事業用のお通帳にお金を移動させた場合、このお金は「事業主から借りた」という意味で、「事業主借」として扱われます。

　この「事業主借」は、利益にはまったく関係しません。また、返済の義務も生じてきません。

　医療法人の場合は、院長個人から法人のお通帳にお金を移動させれば、このお金は「短期（長期）借入金」として扱われます。

　これには返済義務が生じてきますので、個人に返済しないといけません。

　②両親から借入をする

　個人でお金がない場合、両親など親戚の方から借入をすることも可能です。

　この場合、その借入をしたお金が、贈与とみなされないために金銭消費貸借契約書を作成し、返済計画を立てて、定期的に返済していることがわかるようにしておきましょう。

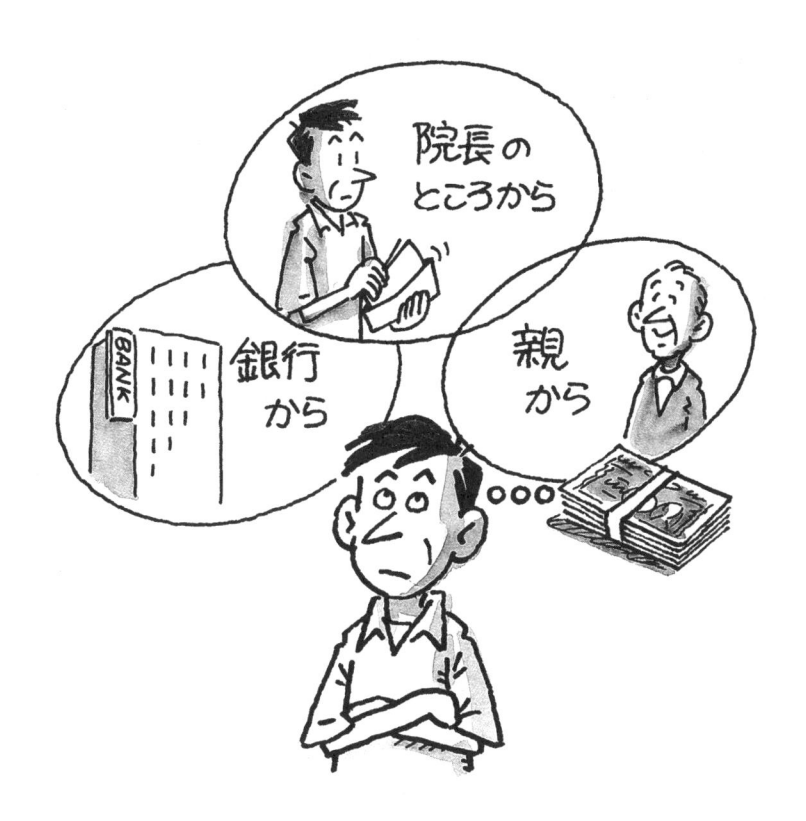

第5章 歯科医院のための資金調達方法

③金融機関から融資を受ける

　最後に金融機関からの融資を検討します。その場合、一番に検討していただきたいのが、国民生活金融公庫からの融資です。
　金融機関からの借入の場合には、保証人や担保額によって融資金額が変わります。担保がなければ、保証協会を利用するとよいでしょう。また、最近は医師向けの無担保・無保証の商品なども出ておりますので、そのような商品も検討してみてください。

2 固定金利と変動金利はどっちが有利？

　では、お金を借りる場合、固定金利と変動金利、どっちが有利なのでしょうか？

　これに対する答えは、実はありません。どちらにもメリット、デメリットがあるからです。

　ただし、これからは量的緩和の解除により、ゼロ金利政策が解禁される可能性もありますので、金利は上昇していくといわれています。そのため、一般的に変動金利よりも長期の固定金利が有利である、とされています。

　しかし、固定金利は金融機関にとっては、金利が上昇した場合にも、長期間低い金利に甘んじなければならないというリスクがありますので、現在は変動金利のほうが固定金利よりも利率は低いようです。

　私の個人的な考えとしては、現在は長期の固定金利をおすすめしています。現在の日本の金利は、世界的に見ても、過去に例のない低金利となっています。今後、この金利は上がることはあっても下がることはないように思います。そのため、金利が上昇したときの金利差は、金融機関からの大きな「ギフト」になることでしょう。

第5章　歯科医院のための資金調達方法

3 返済方法の違いで支払利息が変わる！

　次に、返済方法を検討してみます。借入返済方法の代表が「**元利均等**」方式と「**元金均等**」方式です。

　元利均等は、毎月**元本と利息を合わせた金額が一定の返済方法**をいいます。

　元金均等のほうは、毎月**元本が一定の返済方法**をいいます。金利は、借入残額に対して支払わなければなりませんので、借入返済がすすむにつれて、金利は減っていくという仕組みになっています。

　〔図表38〕を見てもわかりますように、返済スタート時は、元利均等方式よりも元金均等方式のほうが返済額が大きいため、負担は大きくなります。しかし、元金を最初にたくさん返しますので、元本の減るペースが元利均等よりも速く、そのためトータルの金利は、元利均等のほうが多くなります。

　元利均等の場合、毎月一定額の元利を支払いますので、毎月の元利を合わせた返済金額は借入期間中一定です。そして、**借入返済がすすむにつれて、その一定額に占める元金の割合が増えていきます**。つまり、元金がなかなか減らないため、それに対する金利もなかなか減らないわけです。

　それでは、いったい金利にどれくらいの違いが出るのでしょうか？　シミュレーションしてみましょう〔図表39参照〕。

図表38 元利均等と元金均等の違い

【元利均等】

元　金
金　利

→ 毎月元利が一定額！

【元金均等】

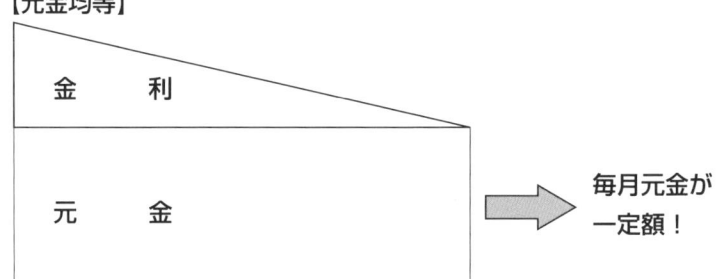

金　利
元　金

→ 毎月元金が一定額！

　このように、生涯のキャッシュフローでみれば、**元金均等**のほうが有利となります。最初は返済額が少し多めですが、トータルで見た金利は〔図表39〕のような差が出てきます。
　私がおすすめする長期での固定金利、そして元金均等の代表商品が国民生活金融公庫での借入です。

第5章　歯科医院のための資金調達方法

図表39　元利均等と元金均等の場合の返済シミュレーション

（例）［借入金額　1,000万円］［年率2％］［返済期間10年］での返済の場合

【元利均等】

回数	年	月	日	支払金額	利息	元金	残高
1	2007	1	1	75,347		75,347	9,924,653
2	2007	2	1	92,013	16,541	75,472	9,849,181
3	2007	3	1	92,013	16,415	75,598	9,773,583
4	2007	4	1	92,013	16,289	75,724	9,697,859
5	2007	5	1	92,013	16,163	75,850	9,622,009
6	2007	6	1	92,013	16,036	75,977	9,546,032

利息合計　1,024,894

【元金均等】

回数	年	月	日	支払金額	利息	元金	残高
1	2007	1	1	83,333		83,333	9,916,667
2	2007	2	1	100,177	16,844	83,333	9,833,334
3	2007	3	1	98,419	15,086	83,333	9,750,001
4	2007	4	1	99,894	16,561	83,333	9,666,668
5	2007	5	1	99,223	15,890	83,333	9,583,335
6	2007	6	1	99,611	16,278	83,333	9,500,002

利息合計　991,815

4 国民生活金融公庫をうまく活用する

　歯科医院が利用する代表的な金融機関は「国民生活金融公庫（以下「国金」といいます）」です。借入をする場合、私がまずおすすめするのは、この国金からの借入です。

　国金は、平成11年10月に発足した全額政府出資の政府系金融機関です。金利も一般の金融機関よりも低めですので、開業時からお世話になっている先生が多いことと思います。

　私が国金をおすすめする理由は次の3点です。

　①一般的に金利が安い

　国金の金利は、原則として長期プライムレートと同水準となっています。長期プライムレートとは、民間の金融機関が企業に1年以上の融資を行う場合に適用される最優遇金利のことです。

　国金の金利には、この長期プライムレートを基準とした基準金利が用いられます。

　②長期の固定金利で借入することができる

　国金の返済は、固定金利となっています。固定金利の場合、金利の上昇リスクを避けることができるため、資金繰り計画が立てやすくなります。

　また返済期間も長期の返済が可能ですので、資金繰りは非常に安定します。

　③元金均等での返済を選択できる

　国金の借入の返済は元金均等が可能です。これにより、トータ

ルの金利を低く抑えることができます。
　元利均等での返済も可能ですが、ほとんどの先生が元金均等での返済を選択されています。

　これ以外にも、設定担保の登録免許税は非課税であるなど、国金にはいろいろなメリットがあります。
　国金で借入を行う場合には、保証人がいるか（もしくは担保物権があるか）どうかが大きな分かれ道となります。
　この保証人は第三者がベストですが、商品によっては専従者を保証人としたり、医療法人の場合、理事長を保証人としたりすることで借入ができるものもあります。ただし、金利は第三者保証の融資にくらべると若干高くなっていますが、検討する価値はあるといえるでしょう。

第6章 知らないと損する超節税法

1　ベンツを買っても節税効果はほとんどない！

　では、期末で予想外の利益が出てしまった場合、よい節税法はないのでしょうか？

　よく、期末で「節税対策に車を買えば節税になりませんか？」とご質問をされたりしますが、車を購入しても節税の効果はほとんど期待できません。

　なぜなら、何度も口をすっぱくしてお伝えしておりますように、10万円（2007年現在は30万円）以上の資産は、すべてがその年に経費にはならずに、減価償却によって数年にわたって経費になるからです。

　ここで重要なことは「減価償却費は、月数で按分される」ということです。たとえば、12月決算法人の場合、1月に車両を購入するのと、12月に車両を購入するのとでは、その年に経費にできる金額は異なるということです。

　車両の法定耐用年数は6年ですから、たとえば、その期の12ヵ月目で600万円のベンツを購入しても、その期に経費になる金額は、600万円の1ヵ月／72ヵ月（6年）分しか経費になりません（実際はもう少し複雑な計算式ですが、わかりやすくするため、ここでは省略します）。

　つまり、600万円のベンツを購入しても、約8万円程度しか経費にならないのです。もちろん、その後の6年間は、毎年約100万円が減価償却費として経費になります。

第6章　知らないと損する超節税法

　もうひとつ、これもよく勘違いされることなのですが、**8万円の経費が出ても税金は8万円安くならない**ということ。これは、非常に数字に強い先生でも、勘違いされている場合があります。
　経費が8万円増えれば、利益が8万円減ります。
　法人税や所得税は、利益に税率を乗じた金額で計算されますので、たとえば、医療法人なら利益に約35％の税率をかけたものが税金となります。したがって、8万円利益が減少すれば、税金は8万円×35％＝28,000円の節税になるというわけです。
　600万円の車を買っても、28,000円しか節税にならない……。これが税金の世界です。
　たった28,000円の節税のために、600万円ものお金が出ていってしまうわけですから、これではキャッシュフローは間違いなく悪化してしまいます。
　もっと効率的な節税方法はないのでしょうか？
　実は、**あります**。しかも、あまり知られていません。今回はその中のいくつかを特別ご紹介していくことにします。

2 節税するためには利益を減らせ！

(1) お金を減らさず利益を減らす方法はあるの？

まず、節税の基礎中の基礎をお教えしておきます。

それは「**利益が減ればお金は減る**」でも、「**利益が減れば税金は減る**」ということです。当たり前のことですが、非常に大切なことです。このジレンマに多くの院長が頭を抱えています。

「利益を出してお金を残したいけれども、利益を出せば税金が増えてしまう……。いったいどうすれば……」――院長先生なら誰でも、このように思っていることでしょう。

そして、次のように思うわけです。

「**お金を減らさずに、利益を減らす方法はないのか？？**」

この「お金を減らさずに、利益を減らす」ということが、最強の節税方法なのです。

ストラック図〔図表13、図表14〕を見ていただければ、利益を減らすためには、売上を減らすか、経費を増やすしかないということがわかります。

では、合法的に売上を減らし、経費を増やす方法はないのでしょうか？

(2) 売上を合法的に減らすノウハウ

「売上を隠してしまう」――これは立派な脱税で犯罪です。しかし、合法的に売上を減らしてしまうことはできます。それは、

「タイミングをズラす」のです。

　たとえば、期末にインプラントなどの大きな自費が契約できそうだと思った場合、契約を来期にできないか考えてみるのです。来期に契約になれば、もちろんその売上金額は今期の売上には計上されませんので、その分、利益は減ることになります。つまり、大きな自費の契約のタイミングをズラすのです。

　ちなみに、会計上、売上に計上する時期は、入金日ではありません。収入に計上すべき時期は「その売上が確定したとき」ですので、入金だけを遅らせてもらっても、すでに契約によって金額が決定していれば、それはその期の売上として計上しなければなりません。

　この点、間違えないようにしてください。

(3)　必要な経費は前払しておく

　次に、経費を増やす方法を考えます。まず決算が近づいたら、必要な経費はないか棚卸してみましょう。どうせ来期に支払うようなもので、先に購入しておくことができるようなものがあったら、先に購入しておくべきでしょう。ただし、材料などは「棚卸」を行い、期末で残っているものは経費として認められませんので注意が必要です。

　先ほどのベンツの話のように、資産となるようなものも、数年間にわたって経費になりますので、期末にあまり大きなものを購入しても、その期の節税にはあまり効果がないことも忘れないでください。

3 お金を使わず経費を増やす節税ノウハウ

　前記の節税方法は、どちらもキャッシュフローの観点から見るとあまり好ましくありません。

　確かに支払うべき税金は減るのですが、入金がなかったり、支出があったりと、どちらの方法をとっても、フリーキャッシュフローは減ってしまいます。

　実は、フリーキャッシュフローを減らさずに節税をする、魔法のようなノウハウがあるのです。まさに、「お金を減らさずに、利益を減らす」という最強の節税方法です。

　この方法は、会計の帳簿をちょっといじって会計上の利益を減らす方法です。もちろん、帳簿を改ざんするわけではありません。合法的なものです。

　その魔法のような節税法をご紹介いたしましょう。

(1)「買掛金」「締め後給与」を計上する

　会計上、経費は支払ったときではなく、「支払うべきことが確定したとき」に計上することができます。この代表的なものが「買掛金」と呼ばれるものです。

　「買掛金」とは、その名のとおり、「掛け」で買ったもの、つまり「購入してすでに物はあるけれども、お金はまだ支払っていない」というものです。

　材料代などは通常、1～2ヵ月遅れで支払います。このような

第6章　知らないと損する超節税法

図表40　　　給与の計算期間と支払日のズレ

	計算期間	支払日	支払給与
H19　1月	H18.12.21～H19.1.20	H19.1.25	400,000
2～11月			5,400,000
12月	H19.11.21～H19.12.20	H19.12.25	350,000
H20　1月	H19.12.21～H20.1.20	H20.1.25	310,000
2～11月			6,000,000
12月	H20.11.21～H20.12.20	H20.12.25	400,000
H21　1月	H20.12.21～H21.1.20	H21.1.25	341,000

★締め後給与を計上した場合
＜H19年の経費＞
　400,000 ＋ 5,400,000 ＋ 350,000 ＋ 310,000 × 11/31
　　　　　　　　　　　　　　　　　　＝ 6,260,000円
＜H20年の経費＞
　310,000 × 20/31 ＋ 6,000,000 ＋ 400,000 ＋ 341,000
　× 11/31　　　　　　　　　　　　＝ 6,721,000円

★締め後給与を計上しなかった場合
＜H19年の経費＞
　400,000 ＋ 5,400,000 ＋ 350,000 ＝ 6,150,000円
＜H20年の経費＞
　310,000 ＋ 6,000,000 ＋ 400,000 ＝ 6,710,000円

ものは、期末で支払っていなくても、買掛金としてその期の経費に入れることができます。

　これは、給与についても同じことがいえます。

　たとえば、医院の給与の締め日が20日、支払日が25日だったとしましょう。すると、25日にスタッフに支払う給与は前月の21日～今月の20日までのものです。

ということは、期末月の21日～期末までの給与は、期末ではまだ支払ってはいませんが、期末時点で「支払うべきことが確定している」ことになります。
　そのため、この**期末月の21日～期末までの給与は、当期の経費に入れることができる**のです。
　個人の場合、期末は12月31日ですので、「1月25日に支払う給与×11／31」が当期の「締め後給与」として経費計上ができるというわけです。
　もちろん、その期に入れた経費は、翌期の経費にはなりません。翌期の1月に経費に入れることができる給与は、「1月25日に支払う給与×20／31」になります〔図表40〕。
　このように、締め後給与は、最初の1年だけが大きく節税になるのです（このような手法を専門用語で「課税の繰り延べ」といいます）。
　この方法を使えば、フリーキャッシュフローは変わらず、税金は圧縮されます。締め後給与は、計上していない医院がまだまだ多いように思いますので、利益が大きいのにまだ計上していない医院は、ぜひ検討してみるとよいでしょう。

(2)　貸倒引当金を引き当てる
　歯科医院のメインの売上である保険の請求収入は、2ヵ月後に入金になります。
　たとえば、個人の歯科医院の場合、11月の社保・国保は翌年1月に、12月の社保・国保は翌年2月に入金になります。そのため、11月、12月分の保険請求収入のお金は、決算期末である12

第6章　知らないと損する超節税法

月末日時点ではまだ入金されていません。

ところが、入金はされていなくても、会計上、この11月と12月の保険請求収入は11月、12月の売上となります（これを会計の用語で「権利確定主義」といいます）。つまり、「もらえることが確定しているものは売上としなさい」ということです。

しかし、このお金は期末ではまだ入金されていませんので、税法では「もしかしたら入金されないかもしれない」という理由で、この金額に対して一定額を経費に計上することが認められています（実際には間違いなく2ヵ月後に入金されますが）。

この一定額の経費のことを「**貸倒引当金**」といいます。

個人の場合、期末時点での未収の売上等の5.5％を貸倒引当金として経費に入れることができます（ただし、貸倒引当金を設定するためには、青色申告を行っている必要があります）。

それでは、実際に数字を使って見てみましょう。

★平成19年11月の社保・国保の保険請求収入　300万円
★平成19年12月の社保・国保の保険請求収入　300万円

このような場合、平成19年の貸倒引当金として経費に入れることができる金額は、

　　　（300万円＋300万円）×5.5％　＝33万円

となります。

なお、この33万円は平成20年の収入となり、新たに平成20年の期末の未収の売上に対し、貸倒引当金を設定することができます。

★平成20年11月の社保・国保の保険請求収入　300万円
★平成20年12月の社保・国保の保険請求収入　300万円

図表41　　　　　　　　　　貸倒引当金

H19年	H20年	H21年
11月の保険請求収入 300万円	300万円	400万円
12月の保険請求収入 300万円	300万円	400万円
合計　600万円	600万円	800万円

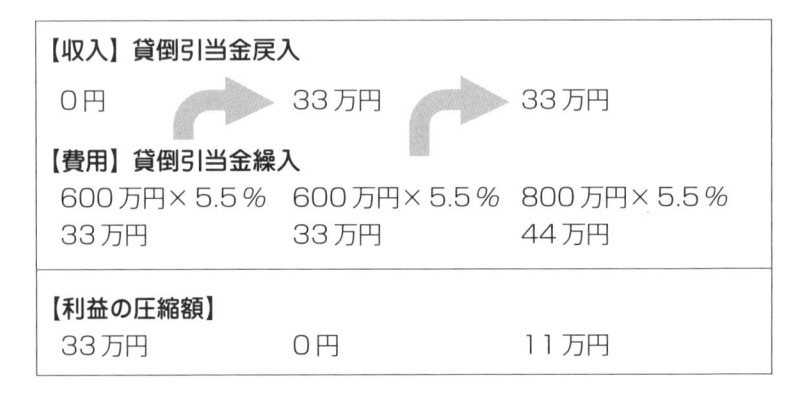

【収入】貸倒引当金戻入
0円　　　　　　　33万円　　　　　　33万円

【費用】貸倒引当金繰入
600万円×5.5%　600万円×5.5%　800万円×5.5%
33万円　　　　　33万円　　　　　44万円

【利益の圧縮額】
33万円　　　　　0円　　　　　　　11万円

　このような場合、平成20年の貸倒引当金として経費に入れることができる金額は、

　　（300万円＋300万円）×5.5%　＝33万円

となります。33万円が貸倒引当金として経費になり、前期で貸倒引当金とした33万円が貸倒引当金戻入として収入にプラスされますので、プラスマイナスすると、平成20年の節税の効果はゼロになりました。

　このように、貸倒引当金も締め後給与同様、最初の1年だけが大きく節税になります。

第6章　知らないと損する超節税法

　保険の未収入金以外にも、カードで支払う自費の未収入金なども貸倒引当金設定の対象になります。
　たとえば、12月のカード売上で、翌年の1月や2月にカード会社から入金される分は、期末時点ではまだ入金されていませんが、売上として計上しなければなりません。これについても、12月の社保・国保の請求収入同様、貸倒引当金を設定することができます。
　この貸倒引当金の設定も、フリーキャッシュフローは変わらず、税金は圧縮されます。
　貸倒引当金が設定されているかどうかは、決算書の損益計算書の「貸倒引当金」という欄に数字が入っているかどうかで確認できます。もし、設定していない場合には、ぜひ設定したいものですね。

4 所得控除を使った節税法

　歯科医院で利益が出た場合、そこから税金を支払わなければなりません。しかも、その税金は経費にはなりませんでしたね。税金は利益額によって異なりますので、利益が多くなればなるほど、税金の額も増えます。

　税金がどれくらい発生するかどうかは、損益計算書の「利益」の部分の金額によって決定します。

　個人の場合には、平成19年の税率は、たとえば利益が1,000万円であれば、所得税・住民税を合わせると、約27％程度となります。

　節税をするといった場合、先生が一番に思いつくことは、経費をたくさん使って利益を減らすことだと思います。しかし、すでにご説明しましたように、利益を減らせば、税金はもちろん減りますが、キャッシュもそれにともなって減っていきます。

　ところが、個人経営の歯科医院の場合、「ある方法」を使えば、かなりの金額の節税が可能となります。その方法が「**所得控除**」と呼ばれるものです。

　所得控除とはその名のとおり、「所得から控除できる」という規定です。有名なものに「生命保険料控除」「損害保険料控除」「医療費控除」などがあります。これらはご存知の先生が多いと思います。

　この所得控除は、この他にもいろいろあるのですが、節税効果

第6章　知らないと損する超節税法

図表42　　　　　税金はここで決まる

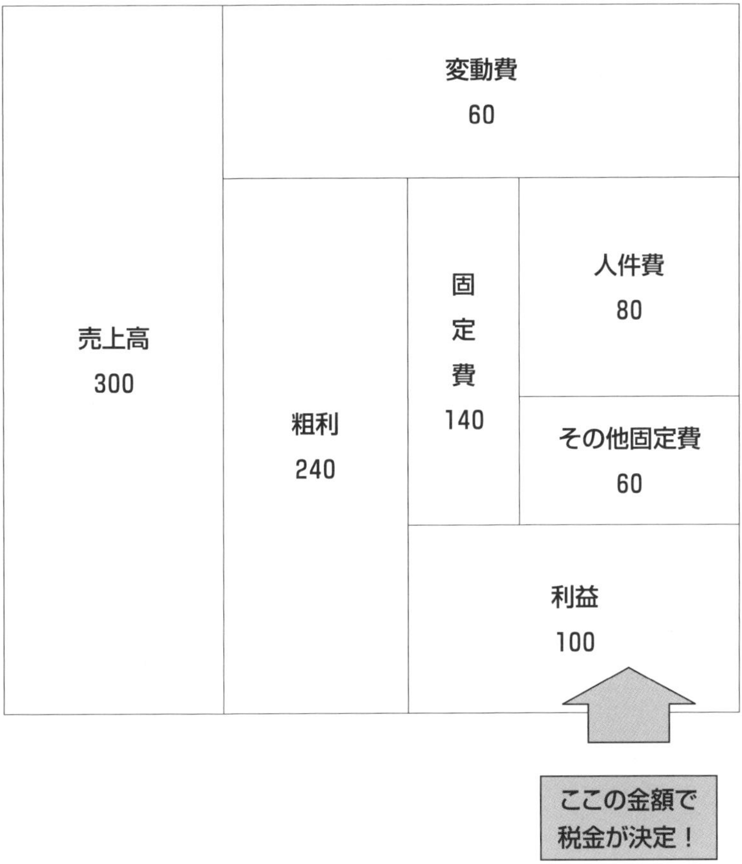

```
売上高 300
  ├─ 変動費 60
  └─ 粗利 240
       ├─ 固定費 140
       │    ├─ 人件費 80
       │    └─ その他固定費 60
       └─ 利益 100 ← ここの金額で税金が決定！
```

が高いのにあまり知られていないものがあります。

それは「**小規模企業共済等掛金控除**」と「**社会保険料控除**」と呼ばれるものです。

①小規模企業共済等掛金控除

この控除は、小規模企業共済の掛金を支払った場合、その**全額**

が所得控除できるという規定です。「小規模企業共済」とは、事業主の退職金の積立制度で、毎月の掛金は最低1,000円から最高70,000円まで掛けることができます。

それでは、実際に数字を使って考えてみましょう。

支払った掛金が全額所得控除として所得から控除されるので、所得が2,000万円で、小規模企業共済の掛金が月70,000円とすると**840,000円（70,000×12ヵ月）**が年間の掛金となります。

この金額が全額、所得から控除されますので、所得税（＋住民税）は、

（2,000万円－840,000円）×50％＝9,580,000円

となります（実際にはもっと複雑な計算式で、納税額はこの金額よりももっと少なくなりますが、わかりにくくなるため、簡略にしました）。

これに対して、共済掛金を支払っていなければ2,000万円×50％＝1,000万円が税金となりますので、差額の420,000円が節税になったわけです。

簡単にいえば、1万円支払って、将来同額の1万円しか返ってこなかった場合でも、支払った時に50％が節税になっていますので、5千円支払って1万円戻ってきた計算になるわけです。

その上、この小規模企業共済に加入すれば、毎月無理のない範囲で定期的に積立ができ、計画的な退職金積立が可能となります。利回りも悪くありませんので検討の価値ありです。

というのも、勤務医と異なり、開業して個人事業主となれば「退職金」という概念がありません。開業すると、年金も少ない、退職金もないという、非常に将来不安定な立場に立ってしまいま

す。ですから、老後の資金は自己責任で積み立てなければいけないからです。

小規模企業共済は、独立行政法人により運営されているため、比較的安定もしておりますので、個人事業主をはじめ多くの院長が利用しています。ちなみに、この小規模企業共済は、**個人事業主用の商品ですので、医療法人の理事長は加入できません。**

退職時に受け取った共済金は、一時金であれば「退職所得」、分割共済金であれば「公的年金等の雑所得」として、所得税の課税対象となりますが、それぞれ税法上控除枠がありますので、節税のメリットはかなり高いといえます。

②社会保険料控除

「社会保険料控除」とは、国民年金や国民健康保険を支払った時に、その支払った金額を所得から控除できるというものです。

では、実際に数字を使って考えてみましょう。

年金は、支払った金額が全額所得控除として所得から控除されます。これは小規模企業共済等掛金控除と同じです。

たとえば、所得が2,000万円で、国民年金13,860円を12ヵ月分支払った場合、13,860×12で166,320円となります。この金額が全額所得から控除されますので、所得税（＋住民税）は、

$$(2,000万円 - 166,320円) \times 50\% = 9,916,840円$$

となります（これも、実際はもっと複雑な計算式で、納税額はもっと少なくなりますが、わかりやすく簡略にしました）。

これに対して、年金を支払っていなければ2,000万円×50％＝1,000万円が税金となりますので、差額の83,160円が節税になったわけです。

簡単にいえば、小規模企業共済同様、1万円支払って、将来同額の1万円しか返ってこなかった場合でも、支払った時に50％が節税になっていますので、5千円支払って1万円戻ってきた計算になるわけです。
　これ以外にも、社会保険料控除を受けることができるものがあるのです。それは「国民年金基金」と呼ばれるものです。
　これは、国民年金の上積みのようなもので、掛金の上限は月額68,000円となっています。この国民年金基金についても、支払った金額全額が所得控除として控除できます。
　しかし、この国民年金基金を支払っている先生は非常に少ないようです。というよりも、知らない先生が非常に多いのです。
　たくさん生命保険には入っているけれども、「国民年金基金」に加入していない先生は少なくありません。なぜなら、そのメリットを知らないからです。全額が所得控除として節税できるのですから、その効果は非常に大きいものとなります。

　この2つの所得控除を使えば、先生の個人所得税は大きく節税できます。知らなかった先生は、ぜひ今日からでも検討してみることをおすすめします。

5　措置法を使った節税法

　確定申告では、昨年度の利益を計算して、利益額に応じて税金が決定しますので、利益がたくさん出ていれば、通常、たくさんの税金を支払う必要があります。しかし、利益がたくさん出ている歯科医院の場合、ある方法を使えば大きく節税をすることが可能になります。

　その方法が「**措置法**」と呼ばれるものです。措置法とは、別名「**医師優遇税制**」とも呼ばれています。つまり、ドクターだけに与えられた税金上の特権があるのです。

＜措置法とは何か？（措置法26条）＞

　通常、税金（所得税）を計算するにあたっては、売上から経費を引いた利益に対して所得税が計算されます。

　売上は、保険売上・自費売上・歯ブラシなどの雑収入の合計となります。そして、経費は人件費や家賃、リース料、その他の経費の合計となります。

　売上金額から、実際にかかった経費を差し引いた利益を用いて税金を計算する、普通の計算方法を「実額計算」と呼びます。

　しかし、歯科医院の場合、保険売上にかかる経費を、実際にかかった経費を使わずに、概算で計算することができるのです。この計算方法を「**措置法**」と呼びます。

　つまり、経費がいくらであろうが、保険売上が決まれば、保険

売上にかかる経費を概算で計算することが可能なのです。措置法を使って計算する場合には＜保険売上×一定の割合＞を用いて概算の経費とすることになります。

たとえば、保険売上が3,500万円、自費売上500万円、合計売上4,000万円の医院があったとしましょう。

この医院の実際の経費が2,400万円だった場合、利益は

4,000万円－2,400万円＝1,600万円

となります。これが実額計算です。

これに対し、措置法を使えば、経費は

①**保険に対する経費**／3,500万円×62％＋290万円＝2,460万円

②**自費に対する経費**／2,400万円×500÷4,000＝300万円

③①＋②＝2,760万円

とすることができるのです。

そのため、措置法を使った場合の利益は

4,000万円－2,760万円＝1,240万円

となり、利益が減りますので税金も減ることになります。

実際には、もう少し複雑な計算方法となりますが、計算は税理士さんにお任せしてしまえば問題ありません。

要は、どちらを使ったほうが有利なのかを、税理士さん任せにするのではなく、先生ご自身でもある程度計算できることが大切なのです。

この保険に対する経費の計算方法は、保険収入の金額によって、次のように異なります。

第6章　知らないと損する超節税法

措置法による概算必要経費

【保険収入】	【保険収入にかかる概算必要経費】
2,500万円以下	保険収入×72％
2,500万円超3,000万円以下	保険収入×70％＋50万円
3,000万円超4,000万円以下	保険収入×62％＋290万円
4,000万円超5,000万円以下	保険収入×57％＋490万円

　保険収入が5,000万円を超える医院は、この措置法による概算経費は使うことができません。

　ちなみに、この措置法を使ったほうが有利になる医院は、非常に経費効率がよい医院ということがいえます。経費効率がよく、たくさん利益が出ている場合には、この措置法を使えば大幅な節税が見込めます。

　ぜひ、実額で経費を使ったほうが有利なのか、措置法を使ったほうが有利なのか、検討してみるとよいでしょう。

　有利か不利かを判断するために、簡易チェックリスト〔実践シート④〕を掲載しておきました。それを使って一度チェックしてみてください。

実践シート④　　　措置法簡易チェックリスト

1. 収入を計算する。
   ①保険収入 [　　　　]円 ＋ ②自費収入 [　　　　]円
   　　　　　　　　　　　　＝③合計収入 [　　　　]円

2. 収入に占める自費の割合を計算する。
   ②／③×100×75％（歯科医院は75％の調整率をかける）
   　　　　　　　　＝④ [　　　　]％

3. 自費にかかる経費を計算する。
   ⑤経費合計 [　　　　]円 ×④
   　　　　　　＝⑥ [　　　　]円

4. 保険にかかる実額経費を計算する。
   ⑤ － ⑥ ＝ ⑦ [　　　　]円

5. 保険にかかる概算経費を計算する。
   ①×概算経費率 [　　]％ ＋ [　　　　]円
   　　　　　　　＝⑧ [　　　　]円
   　　　　　　　（上記の計算表より）

6. 実額経費と概算経費の比較検討
   ⑦ ＜ ⑧　……措置法による節税の可能性大！！

6 歯科医院の消費税対策

　続きまして、消費税の節税方法についてお話していくことにします。まず対策を考える前に、消費税の基本をご説明しておきましょう。

　この消費税については、その基本的な考え方を知らない先生が非常に多く、そのために、ムダな税金を支払っているケースが多く見受けられます。

　そこで、消費税の基本的なシステムを学ぶとともに、どのようにすれば消費税を節税できるのかを、できるだけ簡単に説明していくことにします。消費税を計算する場合に覚えておかなければならないことは次の2点です。

---

(1)　消費税の納税義務者について
　　　基準期間における課税売上高が1千万円以下→納税義務なし
(2)　消費税の計算方法について
　　　基準期間における課税売上高が5千万円以下
　　　　　　　　　　　　　　　→簡易課税制度の選択可能

---

(1)　消費税を払わないといけない人は？

　まず、消費税の基本的な考え方を知っておきましょう。

　消費税とは、その名のとおり「消費者が支払う税金」です。消費者とは、モノを消費する人のことです。すなわち、エンドユー

ザーということです。

　歯科業界でいえば、患者さんがそれにあたります。

　たとえば、メタルボンドを10万円で患者さんに入れたとします。この場合、患者さんは10万円にプラスして5,000円の消費税を支払います。10万円しかもらっていない歯科医院があった場合、これは消費税込みで10万円もらっている、という考え方をします。

　そして、この消費税は歯科医院で預かっているだけで、これを歯科医院が国（と地方）に納付しないといけないのです。

　ただ、保険診療収入については消費税が非課税となっていますので、実際に消費税を患者さんからもらうのは、「自由診療収入」と「雑収入」ということになります。

　この「自由診療収入」と「雑収入」のことを**課税売上**といいます。課税売上とは、税金がかかる売上という意味です。

　これに対し、「保険診療収入」は**非課税売上**と呼ばれます。非課税売上とは、消費税が課税されない売上のことです。

　ここからが本題です。

　本来は、この患者さんから預かった消費税は国に納めなければならないのですが、ある一定の条件をクリアすれば、この税金を納めることを免除される**免税事業者**というものになることができます。つまり、患者さんからもらった税金を納めなくてもよいので、5％の消費税がまるまる売上に乗っちゃうわけです。

　このとても、おいしい免税事業者になるための条件が、**基準期間における課税売上高が1,000万円以下**です。

第6章　知らないと損する超節税法

図表43　　課税事業者か？　免税事業者か？

	H17年	H18年	H19年	H20年
自費の売上	500万円	1,200万円	1,100万円	800万円
保険の売上	3,000万円	2,500万円	3,000万円	4,000万円
合計	3,500万円	3,700万円	4,100万円	4,800万円

　基準期間というのは、基本的には、その期の**2期前**のことだと考えてください。つまり、平成19年の自由診療収入・雑収入が1,000万円以下であれば、平成21年の自費・雑収入の売上（課税売上）について、患者さんから預かっている消費税を納めなくてもよいのです。

　平成19年が免税事業者になるためには、平成17年の課税売上が1,000万円以下かどうかで決定します。

　平成17年の自費・雑収入が1,000万円を超えていれば、平成19年度の課税売上については消費税を納めなければなりません（納期限は、法人なら事業年度終了から2ヵ月以内、個人なら翌年3月31日まで）。

　たとえば、それぞれの年の売上高が〔図表43〕のようだったとします。この場合、平成19年度は、免税事業者になることができるでしょうか？

　平成19年が課税事業者か免税事業者かを判定するには、平成17年の課税売上を見ます。

平成17年の課税売上は、自費の売上500万円で1,000万円以下ですので、平成19年は免税事業者となります。したがって、平成19年分の売上について納税義務はありません。
　では、平成20年はいかがでしょうか？
　平成20年が課税事業者か免税事業者かを判定するには、平成18年の課税売上を見ます。
　平成18年の自費売上は1,200万円で1,000万円を超えていますので、平成20年は課税事業者となります（平成18年度の判定は、平成16年度の課税売上高となります）。
　この場合、納める消費税はいくらでしょうか？
　基準期間は、課税事業者か免税事業者かを判定するのに使うだけです。実際の消費税の計算は、その期の自費の売上で計算しなければなりません。
　ですから、平成20年分の納めなければならない消費税は、800万円×5％＝40万円となります（実際はここから、仕入にかかった消費税をマイナスしますが、これは後ほど詳しくご説明します）。
　ここでよく間違えるのが、判定の時期と計算の時期です。
　2期前の課税売上は、その期が免税か課税かを判定するだけです。実際の計算はその期の課税売上で計算します。
　たとえば、平成20年は、課税売上が800万円で1,000万円以下ですが、消費税を支払う義務があります。なぜなら、2期前の平成18年の課税売上が1,000万円を超えているからです〔図表43〕。
　平成20年が1,000万円以下であれば、2年後の平成22年は、売上が100万円であろうが、5,000万円であろうが、平成22年の売上については消費税を納める必要はありません。

つまり、その期が免税事業者か課税事業者かを判定するポイントは、2期前の課税売上高を見るということを覚えておいてください。

(2) 仕入税額控除とは？

次に、売上にかかる消費税から控除できる消費税についてご説明いたします。

先生がメタルボンドを10万円で患者さんに入れたとします。すると、消費税を患者さんから5,000円もらうことになりますね。しかし、このメタルボンドについて、技工代として業者さんに3万円支払っていたとしましょう。

すると、この3万円に対する消費税、つまり1,500円については、売上にかかる税金からマイナスすることができます。これを、**仕入税額控除**といいます。

簡単に式で表すと、

> 売上にかかった消費税－仕入にかかった消費税＝納める消費税

となります。

この仕入にかかった消費税には、診療材料の仕入だけではなく、備品の購入や図書の購入など、「**事業上の経費で消費税を支払ったもの**」すべてを含むことができます。

具体的には、診療材料や外注技工代などの変動費、備品消耗品費、接待交際費、図書研修費などの固定費で、消費税の課税対象となっているものです。

たとえば、スタッフに対する給料などは、仕入税額控除の対象

図表44　　　売上高と課税仕入高を計算すると

	H17年	H18年	H19年	H20年	
自費の売上	500万円	1,200万円	1,100万円	800万円	
保険の売上	3,000万円	2,500万円	3,000万円	4,000万円	
合計	3,500万円	3,700万円	4,100万円	4,800万円	
課税仕入高	1,000万円	1,000万円	1,200万円	1,500万円	

にはなりません。スタッフにお給料と一緒に消費税なんて支払いませんね。その他、「保険料」や各種税金などの「租税公課」などについても、仕入税額控除の対象外です。

　ひと言でいえば「**支払に消費税がかかったもの**」は、すべて仕入税額控除の対象となると考えていただければ結構です。

　なお、減価償却費は課税仕入れにはなりません。消費税の場合、減価償却をする資産については、減価償却費ではなく、その資産の購入額が仕入税額控除の対象となります。ですから、建物の増改築などで大きな資産の購入があった場合には、この仕入税額控除が多くなります。

　では、具体例で考えていくことにしましょう。

　たとえば、それぞれの年の売上高・課税仕入高が〔図表44〕のようだったとします。課税仕入高とは、消費税が課税される仕入のことです（給与や保険料などは含まれていません）。

第6章　知らないと損する超節税法

図表45　　　課税仕入高にかかる消費税のあん分

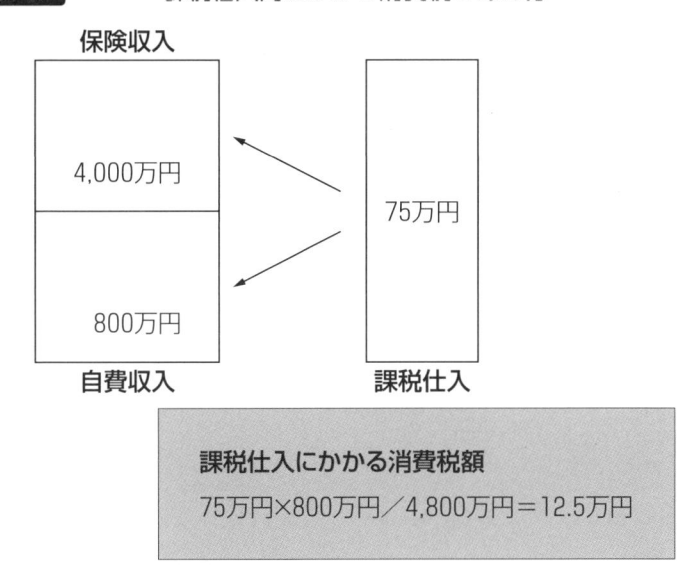

保険収入

4,000万円

800万円

自費収入

75万円

課税仕入

課税仕入にかかる消費税額
75万円×800万円／4,800万円＝12.5万円

　この場合、平成20年度の納めるべき消費税額はいくらになるでしょうか？

　まずは、平成20年が課税事業者か免税事業者かを確認します。これを判定するポイントは、平成18年度の自費売上です。平成18年の自費売上が1,000万円を超えているので、平成20年は課税事業者になり、消費税を納める義務が生じます。

　次に、平成20年の課税売上にかかる消費税額を計算します。課税売上にかかる消費税額は、800万円×5％＝40万円です。

　そして、課税仕入にかかる消費税を計算します。

　課税仕入にかかる消費税は、1,500万円×5％＝75万円です。しかし、この75万円は売上全体に対する仕入ですので、これを自費部分と保険部分とに、あん分してあげないといけません〔図

表45〕。

　収入のうち、消費税の課税対象となるのは自費収入だけですので、この課税仕入についても、控除することができるのは、自費部分だけということになります。

　ですから、納める税金は、**40万円－12.5万円＝27.5万円**となります。

　以上の計算が消費税の基本です。そのため、この計算方法を本則課税といいます。

　しかし、この本則課税は、非常に計算が面倒くさいのです。仕入を消費税がかかる課税仕入と、消費税がかからない仕入に分けなければなりませんし、その後、それを保険部分と自費部分にあん分しないといけないからです。

　これを簡略化したのが、次の簡易課税制度といわれる方法です。

(3) 簡易課税制度とは？

　簡易課税制度とは、課税仕入にかかる消費税を、課税売上から概算で計算する方法です。

　簡単にいえば「**課税売上にかかる消費税額×50％**（50％の割合は、その性質によって変化しますが、歯科の自費売上については50％になります）」が仕入税額控除できるという方法です。

　〔図表45〕の例で見てみましょう。

　課税売上にかかる消費税が40万円ですので、簡易課税を使えば、**課税仕入にかかる消費税は40万円×50％＝20万円**となります。ですから、納めるべき消費税は、**40万円－20万円＝20万円**となります。

(2)で説明した本則課税と比べると、簡易課税を選択したほうが、7.5万円も安くなるのです。しかし、簡易課税制度は誰でも使えるというわけではありません。

　この簡易課税制度を選択することができるのは、

・**基準期間における課税売上高が5,000万円以下**

　基準期間における課税売上高が5,000万円を超えているのであれば、この簡易課税制度は選択できません。

　また、この簡易課税制度を選択するためには、その期の前期末日までに、「**簡易課税制度選択届出書**」と呼ばれる書類を税務署に提出しなければなりません。〔図44〕の例では、平成20年で簡易課税制度を選択したければ、平成19年12月31日までに書類を提出しておく必要があります。

　前期末日までに書類を提出するということは、どちらの計算方法を選択したほうが有利かを予測して、前期末日までに決定しなければならないということです。

　簡易課税制度を選択したら、2年間はこの簡易課税制度を選択しなければならないことになっています。たとえば、今期は本則課税、来期は簡易課税、来々期は本則課税というのはダメです。

　私の経験上、歯科医院の場合、簡易課税制度を選択できる場合には、そちらを選択したほうが有利になるケースが多いと思います。本則課税のほうが有利であるということは、経費が多いということ、つまり、非効率な医院経営であることが多いのです。そういった医院は要注意ですね。

(注) 今回の消費税の説明につきましては、基本的な考え方だけをご説明しておりますので、細かい計算は顧問税理士さんとご相談ください。

7 所得を分散して節税する

(1) 超過累進課税への対策

　所得の分散による節税として、専従者給与や役員報酬を使った節税があります。

　個人事業の場合には専従者給与を、医療法人の場合には役員報酬を支払って所得の分散をはかります。

　まず、個人事業の場合には、超過累進課税という方法により、所得が高くなればなるほど、税率が高くなる仕組みになっています。そのため、配偶者にお給料を支払えば、所得が分散されるので節税となります。

　所得が1,000万円だった場合に、配偶者に500万円の専従者給与を支払えば、それぞれのお金は500万円ずつとなり、家族でのトータルのお金は変わりませんね。しかし、1人で1,000万円稼ぐのと、2人で1,000万円稼ぐのを比べると、2人で1,000万円を稼ぐほうが所得税は少なくなるのです。

　そのため、個人事業の場合には配偶者に対して専従者給与を、また医療法人の場合には役員報酬を支払うのです。

　なお、専従者給与は、その業務によって支払うことができる金額が異なります。

　たとえば、配偶者がドクターとして一緒に医院で働いている場合と、帳簿などの事務だけをしている場合では、支払うことができる金額は異なるでしょう。この金額は、税務署に届け出た範囲

第6章　知らないと損する超節税法

図表46　ストラック図で見る所得を分散した場合の税金

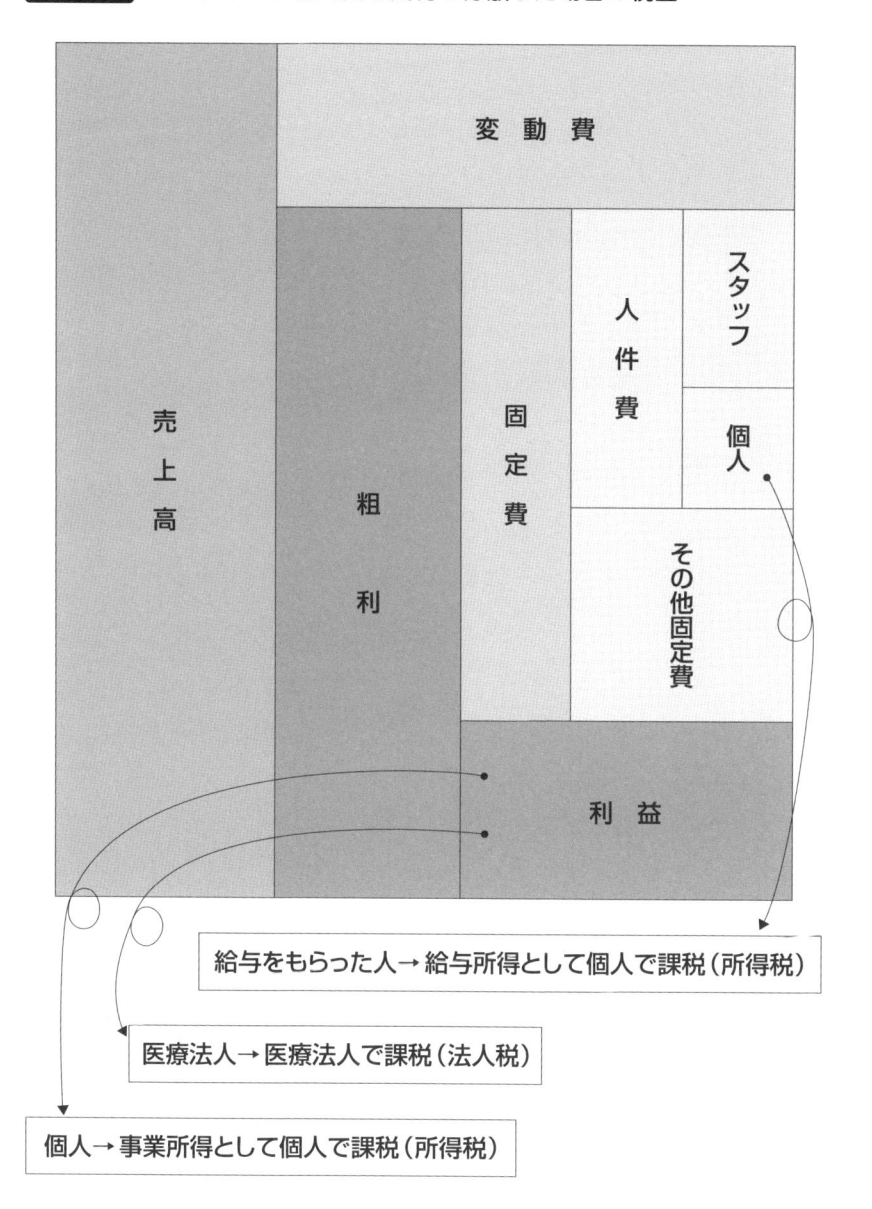

	変動費		
売上高	粗利	固定費	人件費 |スタッフ
			|個人
			その他固定費
		利益	

給与をもらった人→給与所得として個人で課税（所得税）

医療法人→医療法人で課税（法人税）

個人→事業所得として個人で課税（所得税）

169

内となりますので注意してください。

　医療法人が先生や配偶者に対して役員報酬を支払う理由も、所得の分散のためです。

　医療法人が、先生や配偶者に対してお給料を支払えば、個人サイドでは、それはもちろん「給与」となります。給与としてもらった場合、給与所得控除という控除があります。1,000万円の給与であれば、そこから220万円を控除した利益に対して税金が発生します。

　そのため、医療法人で上げた利益を個人に分散すれば、給与所得控除により節税ができるというわけです。

(2)　個人分の人件費はいくらが適正か？

　では、個人に支払う人件費はどのくらいにするのがよいのでしょうか？

　個人に支払った人件費は、個人サイドで給与所得となりますので、医院で利益が出ていないのであれば、給与を支払うことによって赤字が拡大します。

　赤字の場合、支払うべき税金はゼロですが（法人の場合、利益がなくても均等割と呼ばれる数万円の税金だけが発生します）、個人に対して給与を支払えば、当然、個人サイドで所得税が発生します。

　そのため、開業初年度などは赤字になることがほとんどですので、専従者給与として個人に給与を支払うことはしません。そのかわり、生活費として利益の中からお金を引き出します。

　これであれば給与にはなりませんので、経費が増えることもな

く、個人サイドでも課税されることはありません。

専従者給与を支払うのは、個人事業で所得がたくさん発生した時からです。これは所得の分散になりますので、節税の効果が大いにあります。

医療法人の場合には、給与として支払わずに退職金として支払うことができます。退職金は個人の所得税上、「退職所得」と呼ばれ、給与所得よりも支払うべき税金は少なくなります。

その理由は、退職金には老後の保障ということも含まれているため、それに対してたくさんの税金をかけるのはかわいそうだという観点からです。そのため、医療法人の場合、医院に退職金のためのお金を積立てていき、退職時にそれを支払えば、毎月の役員報酬として支払うよりも税金は少なくなります。

税金というのはいろいろな方法で節税が可能です。キャッシュフローを最大化するため、ムダな税金は支払わないように心がけましょう。

> ≪実践インタビュー≫
> 歯科医院の成功事例インタビュー

坂井秀明先生
大阪府開業　医療法人育歩会　坂井歯科医院

インタビューア　　山下剛史

成功する歯科医院の秘訣

　チェア台数 12 台・月間レセ枚数 1,600 枚。大阪の寝屋川で開業されております医療法人育歩会坂井歯科医院の理事長、坂井秀明先生にインタビューを行い、歯科医院成功の秘訣について語っていただきました。

山下　まず、開業から現在までの経緯について教えていただけますか？
坂井　開業したのは今から 23 年ほど前ですね。当時私は、居抜き物件で開業しました。駅は近いし、金額も安いという理由ですぐに飛びつきました。ところが、実はそこは患者さんがまったく来ない医院だったんです。患者さんの数は 23 年前で 1 日 10 人ぐらい。これが 1 年ぐらい続きました。

　患者さんの数はだんだん増えてはいったのですが、1 日 20 〜 25 人ほどが 7 〜 8 年は続きましたね。最初に比べるとそこそこにはなったのかもしれませんけど。でも、それからなかなか上に上がれなかったんです。レセ枚数は 250 〜 300 枚ぐらいです。スタッフは常勤のアシスタントが 1 人、あとは 3 人のパート(学生)と、受付を家内が手伝っ

《実践インタビュー》　歯科医院の成功事例インタビュー

てくれていました。それが7～8年続いたのです。
山下　今の医院の姿からは想像できないですね（笑）。医院が発展する転機となったことは何かありますか？
坂井　本来は代診ドクターを雇うぐらいの規模ではなかったのですが、思い切って代診を入れました。それぐらいから患者さんは少しずつ増えていきました。
山下　他の医院さんでも、代診を雇うタイミングがむずかしいといわれますよね。
坂井　タイミングよりもむしろ質が大事でしょうね。これは運に任せるしかありません。そう考えると、私はツイていたと思いますよ。私の場合は、縁故でドクターを雇用することになりました。
　さらに患者さんが増えてきたのは、ここ6～7年です。患者さんが増えはじめたのは、予防に力を入れはじめてからです。当時、ちょうどうちの辻（DH）が入ったのが大きかったですね。その当時、レセ枚数は500枚ぐらいになっていました。予防を始めてからそれはアッという間に超えました。今は1,600枚ぐらい。6年間で約3倍になりました。予防ですから、同じ患者さんがずっと来られますので、レセ枚数が増えるのは当たり前ですけどね。
山下　でも、今、予防を取り入れたいけれども、なかなかうまくいかない医院が多いと思います。歯科衛生士さんがいないとか、システムが整っていないとか。その辺りで苦労したことはありますか？
坂井　予防がうまくいかないのは「患者さんのモチベーションが続かない」のが一番大きいんですよ。歯石とかクリーニングって、患者さんにとってはあまり困っていないことが多いじゃないですか。どちらかというとニーズが非常に低いんです。
山下　患者さんからすれば、今、すぐではなくてもよいということですよね。

坂井 そうそう。ニーズもウォンツも低いんです。その中で継続させていこうと思うと、いくらドクターが勧めてもダメなんです。1回、2回は来てくれるんですけど、3回、4回と続けていくうちに必要性を感じなくなって、そして来なくなる。最初のうちは、それでかなり失敗していました。

そこで、それを継続できるようにしていったのは「コミュニケーション」です。

山下 具体的には、どのようなことをしていったんでしょう？

坂井 まず予防を完全に担当制にしました。ＤＨとうまくコミュニケーションをとれる環境にしてあげるということです。ということは、ケアのメニューやスケーリングの仕事は、一定の時間でする必要があるのですが、その中でコミュニケーションを患者さんが望むのであれば、保険点数とかそういったことは考えずに、コミュニケーションを重視していこうという方向に変えていったんです。

たとえば、最初は30分以内にこれだけのことをしなければならないと決めてたんですが、その辺は患者さんとのコミュニケーションの中で次回に回してもよいとか、そういうふうに変えていったんです。

うちは、予防はすべて各ブースで行いますが、そのブースは各衛生士さんのものなんです。ということは、そこに衛生士さんの個人的なものを置いてもいいんです。たとえば、犬の写真とか、自分が作ったブーケとか。

山下 本当に個人的なものですね（笑）。

坂井 そうそう。娘さんの写真とかね。そうすると、そういうところから話題が広がっていくということがあるんです。これがコミュニケーションのきっかけになるわけです。

口腔内の情報を与えるだけでなく、個人的な情報を与える。企業で

≪実践インタビュー≫　　歯科医院の成功事例インタビュー

も情報開示（ＩＲ）ってあるでしょう。うちでは個人の情報のＩＲを行っているんです。そういったコミュニケーションをはかることで、来院の継続率が高くなりましたね。

　でも、これをやっていくと、患者さんが私のほうに来たくなくなるんですよ。「うわ～、今日はキュアのところですか～！」みたいに……（笑）。

山下　先生じゃないほうがいいっていわれるわけですか。それも困りますよね。

坂井　いや、でも私もいいですよ。あんまりこっちに来ないでくださいねって。予防ブースできっちりケアしてもらえば、こっちに来る必要はないですから。

山下　話は変りますが、坂井先生は徹底した目標管理を行っておられますよね。具体的にどのようなことを実践しているか教えていただけませんでしょうか。

坂井　数字は、売上高・患者数・新患数・来院数・キャンセル率・自費率です。これらは、ドクターやＤＨも管理しています。これは毎週ミーティングで発表しています。そして、各スタッフは月間目標と年間目標を立てることにしています。私はそれを確認し、擦りあわせして、フォローします。

　キックオフミーティングで１年間の結果を報告し、来期の目標や課題を立て、それを私が総括します。その後、各スタッフが自分の目標に対してどういうことを実践してきたかを、パワーポイントを使って発表します。

山下　全員パワーポイントを使えるんですか!?

坂井　全員使えます。もちろん、最初使えない人はできる人がフォローして使えるようにしてあげます。発表は５～10分程度ですが、アピールする人は、何分も発表しますね。それがボーナスに影響する

からっていうのもあるんでしょうけどね（笑）。

山下　なるほど。発表内容でボーナスが変わるんだったら、みんな真剣にならざるを得ないですね。

坂井　そして、発表することがまたそのスタッフのモチベーションにもなるわけです。これはもう4年ほど続けていますが、本当にいいですよ。

山下　自分から発表することで、医院に積極的に参加している感もありますよね。

坂井　それは絶対あると思います。普通、人前で話をしたことがない人ばかりですから。最初、入社したスタッフはまずびっくりします。でも、少し慣れてくると、周りの影響を受けて自分も高められると思いますよ。今まで、そういう能力がないと思っていた人が、いざ発表してみると、すごく楽しかったなんてのもありますから……。

山下　どの医院さんに聞いても、スタッフの教育が重要であると、口をそろえておっしゃいますよね。

坂井　私もまだまだだと思いますが、スタッフ教育は本当に大切です。採用時には元気があるとか、挨拶ができるとか、一般的なことしかわかりませんからね。採用で重要視しているのは「チームに受け入れられるかどうか」なんです。この感性は、男性が見るのと女性が見るのでは違うんです。歯科は主に女性の職場なので、やっぱり女性がセレクトするほうがいいスタッフを採用できるんです。

　うちでは、まずチーフが面接して、その後私が面接します。忙しい時は、私が知らない間に「もう雇いましたよ」なんてこともしばしばありますよ（笑）。でも、自分たちで雇ったんだからという当事者意識が芽生え、みんなで協力していこうというチームワークが強化されますね。私が雇ってみんなと合わなければ「先生、あんな人を雇って！」ってなるでしょう。

《実践インタビュー》　歯科医院の成功事例インタビュー

もうひとつ、スタッフ教育で力を入れているのが「クレド」です。クレドには、医院の目標や医院の行動方針が書かれてあります。毎朝みんなで理念を唱和し、目標数字を黙読、コンセプトを再確認します。そして、行動基準の1項目だけをみんなで読みあわせをした後に、グループに分かれます。グループの中で、本日のクレドにもとづいて何を実践するか話し合ってもらいます。

山下　たとえば？

坂井　たとえば、本日の行動目標を「コミュニケーションを取りましょう」ということに決めれば、今日やることを具体的に決めるんです。「患者さんの名前を最低5回は呼ぶ」とかね。そして、グループごとで本日のグループ名をつけています。おもしろいですよ。

山下　最近は歯科医院でクレドを作るところも増えてきましたが、作っただけで終わっている医院も多いと思うんです。その辺りはいかがですか？

坂井　そう。ただクレドを作るだけではダメなんです。読むだけでもダメ。それを実行レベルまで高めることが大切なんです。これをやりはじめて、スタッフの意識がものすごく変わりました。スタッフが話をする時に、このクレドにもとづいて話をしていることも多いです。

　それと大事なのは終礼です。今日1日あった患者さんとの関係でよかったことを、1人ずつ発表してもらうんです。そして、みんなでそれを称え、拍手します。

山下　最後に叱られて明日を迎えるのと、拍手で明日を迎えるのでは気持ちが違いますよね。

坂井　あとは、今日1日患者さんに奉仕できてよかったね、ということを再認識する意味があるんです。「いい仕事をしたね。明日もがんばろうね」って。これでチームを感じるんです。ポイントは「楽しくさせる」こと。しかし、目標は高いレベルに置いておかなければなり

ません。

山下 ちなみに今年の医院の目標はどんなのでしょうか？

坂井 今年の目標は「マニュアルづくり」です。今まできっちりしたマニュアルがなかったので、今年はこれを作成していこうと思っています。今後はシステム化をはかり、新しく入ってくるスタッフが、同じ質のサービスを提供できるようにしていきたいですね。

山下 最後にひとつ教えてください。坂井歯科医院が発展できたポイントは、ズバリどこにあるのでしょうか？

坂井 それは間違いなく、スタッフに恵まれたことでしょう。本当にレベルの高いスタッフがたまたま入ってきたことで、医院は大きく発展しました。でも、それってたまたまじゃないですか。だから、それを今度はしっかりと体系立てるため、それを文書化していきたいですね。そして、医院で成功した事例とか、具体的によかったものを医院で伝えるだけでなく、他の医院にも知ってもらいたいんです。それが私のもうひとつの仕事だと思っています。

「歯科界に貢献する」っていうのがクレドにもあるんです。他の医院のレベルが上れば、それが歯科界の発展につながりますから。これからもまだまだがんばっていかなければなりませんね。

坂井先生からは、弊社への感想文もいただいております。いつもよいお付き合いをありがとうございます。これからも一緒に医院を発展させていきましょう。

※坂井先生の具体的な経営手法については、坂井先生が主催されております(有)日本歯科経営協会にて入手することができます。詳しく知りたい先生はぜひホームページをごらんになってください。
　　URL → http://www.happy-smile.com

≪実践インタビュー≫　　歯科医院の成功事例インタビュー

お客様の声

お客様のお名前　　玖井秀明

ご記入日　2006年　8月　8日

　デンタルクリニック会計事務所さんに お世話になり、3年目になろうとしています。私の医院の歴史の中でも最も変化の激しいときで、経営上初めて遭遇するようなことが多く大変でした。しかし、税務調査から、毎月の推移、経営上のヒントなど たくさんのアドバイスを頂いたおかげで、業績は 60%近く上昇しています。
　今までの税理士さんと違う点は、経営管理上必要なデータを頂ける点です。新患数、売り上げ、延べ患者数、自費率、その目標、累計、グラフなど。これらのデータは経営管理上大切な情報ばかりですが、個人で管理していると、データの集計が遅れ現在の問題点の気づきにタイムラグが生じます。そういう点からみても、デンタルクリニック会計事務所さんのサポートにはとても助けられています。
　また、毎月のお金の流れ(キャッシュフロー)をストラック図などでわかりやすく解説してくれるので、月末の試算表などの私たちにとってわかりにくいデータが比較的理解しやすくなります。
　データ関連だけではなくさすがと感じる点は、医業収入に直結したマーケティングアドバイスを的確に行ってくれる点です。例えば、ホームページを運営する上ではSEOは欠かせませんが、そのアドバイスが非常に的確で、役に立っています。また、「マジックショーで手技を学ぶセミナー」の際、マスコミへのプレスリリースの方法をアドバイスして頂き、これで ケーブルテレビからの取材が来ました。
　保険の改正をはじめ、大きな変化が 次から次へと やって来ますが、その変化に対応できる 歯科医院経営を実践して行かなければなりません。
　これからも、デンタルクリニック会計事務所の皆様 や、山下先生のアドバイスに 大いに期待しています。

お忙しい中ご協力いただきありがとうございました。

あとがき

ある日の午後、事務所に1本の電話が鳴りました。

それは、開業して5年目の先生からのお電話でした。開業してから今まで、ずっと同じ税理士事務所にお願いしていたのですが、最近になって経営が厳しくなり、もっと経営の相談をできる税理士事務所に変更したいと思っているという内容でした。

そこで、私は早速、医院の現状を確認しに行きました。案の定、その先生は医院の数字やキャッシュフローのことなどはまったくわかっておらず、会計はすべて税理士さん任せでした。それだけでなく、税理士さんからは節税提案もなく、ムダな税金もたくさん払っていることがわかりました。

実は、このような歯科医院は全国にたくさんあるのです。しかし、**会計はむずかしいと思っているため、すべて税理士事務所に丸投げ**。おかげで、医院の経営に必要な数字や経営のことをまったく理解できていないのです。

本書は、そんな先生のために、歯科医院に重要なキャッシュフロー経営の極意をお伝えしてきました。

本書を読むことで、先生はどうすれば医院にお金が残るのか理解できるようになったはずです。1日何人の患者さんが来れば利益が出るのか、お金を残すにはいったいいくらの売上目標を立てればよいのかなどを、戦略的に考えることができるようになったはずです。

むずかしいことは何もありません。本書に書かれてあることを

そっくりそのまま実践するだけで、間違いなく医院の重要な数字を把握することができ、「お金が残る医院づくり」の第一歩を踏み出すことができると私は信じています。

　私は、歯科医院の院長の経営のパートナーは、やはり税理士さんしかいないと考えています。しかし、ただ単に申告書を作成するだけではパートナーとはいえません。
　私が、歯科医院だけに特化した事務所を作った理由は、税金だけでなく歯科医院の経営全般、そして個人のライフプランなどのお話までできる財務コンサルタントとして、お客様とより深いお付き合いをしたいという思いからなのです。そして、本書ではそのノウハウのうち「歯科医院にお金を残す」仕組みに焦点を当ててご紹介してきました。
　経営が厳しいといわれながらも、歯科医院の数は年々増えています。その中でも「勝ち組歯科医院」に入るためには、やはり「勉強」しかありません。
　私のクライアントの先生は、全員、非常に勉強好きです。そして、医療に対して非常に熱心で努力を怠りません。これが、成功する歯科医院に共通する秘訣のように思います。

　本書を最後までお読みいただき、本当にありがとうございます。
　この本が、先生の医院経営にプラスになる情報を少しでも与えることができたなら、これほどうれしいことはありません。
　本書を執筆するにあたり、たくさんの方のご協力をいただきました。データをご提供いただきましたＡ先生、インタビューを快

くお引き受けいただいた坂井秀明先生、これまでたくさんのことを学ばせていただきましたクライアントの皆様、本当にありがとうございます。これからも、先生方の歯科医院の経営の発展に全力で貢献していくことを約束いたします。

　そして最後に、独立してから今日まで、いつもいつも励ましてくれ、そして結婚してくれた美里に心から感謝します。美里の支えがあったから今までがんばってこられました。本当にいつもありがとう。

山下　剛史

検索はいますぐ！

デンタルクリニック会計事務所　　検索

＜引用・参考文献＞

『戦略会計STRAC Ⅱ』西順一郎編著／ソーテック社
『ドクターをお金の悩みから解放するキャッシュフロー経営って？』
　　和仁達也著／デンタルダイヤモンド社
『金持ち父さん貧乏父さん』ロバート・キヨサキ著／筑摩書房
『京セラに学ぶ新・会計経営のすべて』
　　田村繁和・小長谷敦子著　／実業之日本社
『ベンチャー起業実践教本』
　　大前研一・アタッカーズ・ビジネススクール編著／プレジデント社

本書は平成19年1月31日現在の税法にもとづき構成されています

〔著者のプロフィール〕
山下　剛史（やました　たけし）／1976年8月3日生まれ。大手税理士法人・医療系コンサルティング会社を経て現在に至る。税理士、ファイナンシャルプランナー（**CFP**®）。とくに節税・キャッシュフロー改善コンサルティング、院長個人の資産運用コンサルティング（平均利回り7％以上の実績）を得意とし、財務コンサルタントとして関西を中心に活躍中。クライアントには開業して間もない30～40代のやる気にあふれた先生、すでに成功しているがもっと医院の数字を改善していきたいという経営意欲の高い先生が多く、2007年現在90％以上のクライアントが毎年増収を達成している。

〔連絡先〕
デンタルクリニック会計事務所
〒530-0041　大阪市北区天神橋3丁目8-9　新末広ビル3F
TEL　06-6352-7980
http://www.dentalkaikei.com
E-mail yamasita@dentalkaikei.com

〔歯科医院経営実践マニュアル〕
金持ち歯科医になる！ 利益を出す経営の極意

2007年4月10日　第1版第1刷発行
2007年8月10日　第1版第2刷発行

著　　者　　山下　剛史

発 行 人　　佐々木一高

発 行 所　　クインテッセンス出版株式会社
　　　　　　東京都文京区本郷3丁目2番6号　〒113-0033
　　　　　　クイントハウスビル　電話（03）5842-2270（代表）
　　　　　　　　　　　　　　　　　　（03）5842-2272（営業部）
　　　　　　　　　　　　　　　　　　（03）5842-2280（編集部）
　　　　　　web page address　http://www.quint-j.co.jp/

印刷・製本　　サン美術印刷株式会社

©2007　クインテッセンス出版株式会社　　　禁無断転載・複写
Printed in Japan　　　　　　　　　　落丁本・乱丁本はお取り替えします
　　　　　　　　　　　　　　　　　ISBN978-4-87417-953-6　　C3047
定価はカバーに表示してあります

歯科医院経営実践マニュアル

歯科衛生士・歯科助手・受付事務別に給与システムを設計！
ちょっとアレンジするだけであなたの医院の給与制度が完成します

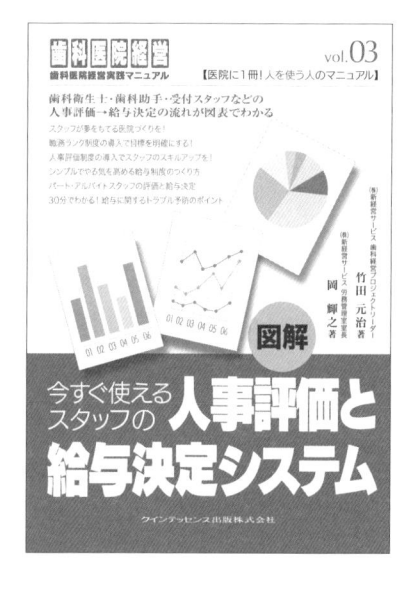

図解 今すぐ使えるスタッフの人事評価と給与決定システム

第3弾

★ もくじ ★

第1章　スタッフが夢をもてる医院づくりを！
1 すべての始まりは院長の自覚と行動から！
2 これからの医院経営でスタッフの果たすべき役割
3 スタッフは使い捨てではなく育てるもの

第2章　職務ランク制度の導入で目標を明確にする！
1 夢から目標へ、目標から成長へ！
2 職務ランク分けが目標を明確にし、責任感を高める
3 職務ランクがスタッフ満足→患者満足につながる

第3章　人事評価制度の導入でスタッフのスキルアップを！
1 評価制度はスタッフのマンネリ化を防ぐ
2 評価シートは医院の方針が凝縮されたもの
3 評価は院長と全スタッフの意思統一を実現させる

第4章　シンプルでやる気を高める給与制度のつくり方
1 人事評価制度は、給与制度に連動することで効果を最大限に発揮する
2 給与決定の原則：だれでもわかりやすいものに！
3 給与決定の原則：納得性を高める努力を

第5章　パート・アルバイトスタッフの評価と給与決定
1 パート・アルバイトを採用するにあたっての留意点
2 パート・アルバイトと常勤スタッフの待遇面での違い
3 パート・アルバイトの給与・賞与はどうするの？

第6章　30分でわかる！給与に関するトラブル予防のポイント
1 求人広告の内容は必ず守るものなのか？
2 昇給は必ずしないといけないものなのか？
3 無断欠勤の場合に給与のカットができるのか？

竹田元治（(株)新経営サービス　歯科経営プロジェクトリーダー）

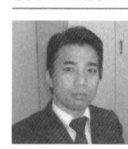

歯科医院経営コンサルタント。歯科医院に対するコンサルティング、講演を中心に活躍。「歯科クリニック診断」を開発し、院長の理念に合った歯科医院経営の課題解決提案を行い、人事制度策定支援・組織風土改革などを行っている。

岡　輝之（(株)新経営サービス　労務管理室室長）

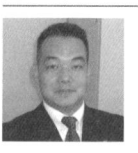

社会保険労務士。一般企業だけでなく、歯科医院の就業規則作成をベースに業務を行う。労使紛争予防と解決策の指導・助言を行い、一般企業・歯科医院の発展に貢献するサポートを行う。

●サイズ：A5判　●184ページ　●定価：2,100円（本体2,000円・税5％）

クインテッセンス出版株式会社
〒113-0033　東京都文京区本郷3丁目2番6号　クイントハウスビル
TEL. 03-5842-2272（営業）　FAX. 03-5800-7592　http://www.quint-j.co.jp/　e-mail mb@quint-j.co.jp